U0005207

椎間盤突出

徒手治療

不開刀的預防、保健與物理治療方法

儀嘉醫療體系總院長　張光祖
儀嘉醫療體系主任　郭惠雯

晨星出版

目錄

Chapter 1

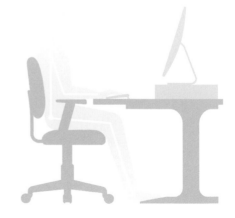

脊椎是人體的重要結構

　　從頭骨下方延伸至尾骨呈 S 形的脊椎，包括有七節的頸椎、十二節的胸椎、五節的腰椎，以及五節薦椎與四節尾椎，共由三十三塊骨骼所組成，就如同是身體的「中流砥柱」，既堅固又有彈性，主要負責支撐身體的重量和做出各種像是前屈、後仰、側彎、旋轉等大範圍的延展動作，另外還有保護纖細神經組織的重責大任；也因此一般將脊椎稱之爲「龍骨」，就能知道它有多麼的重要了。

　　其中，負責頭部支撐及能夠讓頭部做出上、下、左、右旋轉動作的頸椎，是所有脊椎節段中活動性最大的；胸椎最重要的功能在於連結肋骨以保護心肺器官；至於下背部位的腰椎，需要穩定與支撐上半身的身體重量，也因長時間受力比頸椎和胸椎更多，萬一姿勢不正確時，通常就會使得腰椎疾病的發生率較頸椎和胸椎來得高；而位於脊椎最尾端的薦椎與尾椎部位，發生問題的機率和程度比較沒那麼嚴重。

　　當脊椎受傷嚴重時，最爲眾人熟知與印象深刻的，應該就是會造成身體癱瘓的可怕後果。事實上，除了意外撞擊可能會導致脊椎損傷之外，我們生活中其實有許多不經意養成的不良姿勢和習慣，也是不斷在傷害脊椎健康的「慢性殺手」，我會在後面的章節向大家詳細的說明。

　　大家必須知道的是，脊椎除了會因年齡的增長自然退化外，生

活中的不良行為和習慣，更會提早與加速脊椎的退化。而脊椎一旦開始退化，就會邁入了不可逆的過程，一般會從最初的肩頸腰背痠痛開始如影隨形，若再嚴重到椎間盤突出壓迫至神經的階段時，便逐漸會影響到日常的生活與行動力，例如手腳痛麻、四肢無力，甚至連活動、行走都可能有困難，因此在這裡要再三提醒各位，脊椎保健的重要性可千萬輕忽不得！

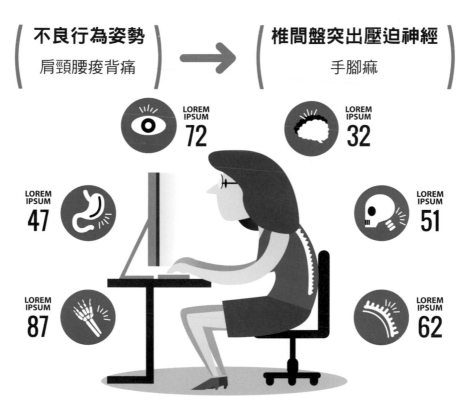

不良姿勢→肩頸腰痠背痛如影隨行→椎間盤突出壓迫神經→手麻腳麻四肢無力

椎間盤是脊椎的核心構造

　　每一節脊椎骨和脊椎骨之間的間隙處，都有一塊稱為椎間盤的軟骨，它就像是脊椎的避震器一般，柔軟又富有韌性。在身體活動的時候，它可以幫助緩衝椎體和椎體間的撞擊和摩擦的力道，並且在我們做彎腰、扭轉身體動作的時候，提供椎節之間的穩定度和延展性，同時保護脊椎不會因此而輕易移位。

椎間盤的核心構造

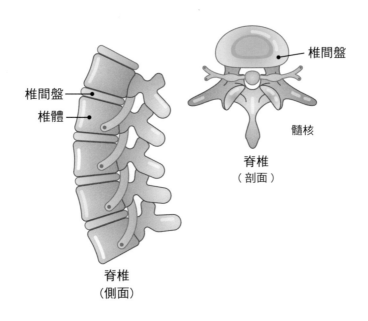

椎間盤

椎間盤
椎體

髓核

脊椎
（剖面）

脊椎
（側面）

　　當脊椎的椎間盤軟骨開始退化時，就跟所有骨頭退化一樣，沒有辦法回復成原來的樣子，而退化的椎間盤，也會逐漸變得乾癟而失去彈性，對於脊椎的保護力便會逐漸降低，一旦受到不當外力的擠壓、撞擊，就容易造成椎間盤突出，或引發如骨刺、退化性關節炎、脊椎側彎、脊椎滑脫、椎管狹窄等相關脊椎病變。

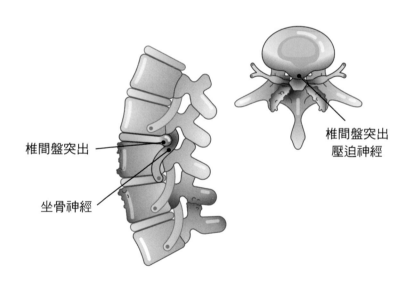

因椎間盤突出而壓迫至神經，導致脊椎骨間隙變得較為狹窄。

造成椎間盤退化的主要原因，通常是椎間盤長期受到強大外力的壓迫，使纖維軟骨無法得到營養，就會開始脫水、乾裂、變形。事實上，我們的體重對於椎間盤而言，就是一種如影隨形的強大外力，特別是當姿勢不正確的時候，像是長期彎腰駝背的打電腦、打牌、烤肉、泡茶聊天、洗菜和坐躺在沙發椅上，就會令椎間盤的壓迫力倍增，長期下來，椎間盤便會開始邁向退化之路。

　　由此可見，椎間盤是保護脊椎非常重要的一個核心構造，想要維持脊椎健康，就要避免椎間盤受到過度壓迫、磨損和提早退化，而根本之道，就是在工作、生活中，時刻提醒自己保持正確的姿勢。

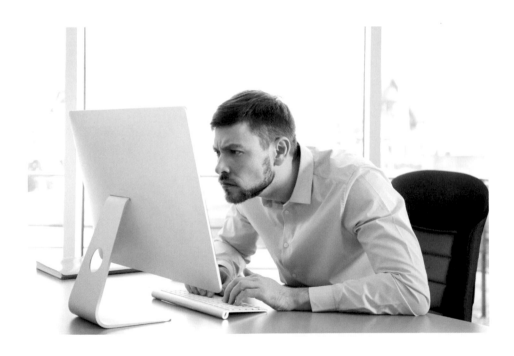

人人都有機會發生椎間盤突出？！

　　很多人都誤以為椎間盤突出是老年人專利的年長者疾病，其實正好相反，這種疾病通常好發於青、中、壯年者身上。主要是因為從二十歲左右，椎間盤就已經開始退化，而且這是人人都會經歷的過程，只是每個人退化的速度快慢和輕重有所不同。一旦椎間盤開始退化，再加上用力不當時，就有可能導致椎間盤突出。

以下幾種人最容易被椎間盤突出找上門：

1. **介於 25 ～ 60 歲的輕、中、壯年**：只要椎間盤退化開始發生，再加上錯誤的姿勢、運動過度、勞動量大等，都會使患病風險大為提升。

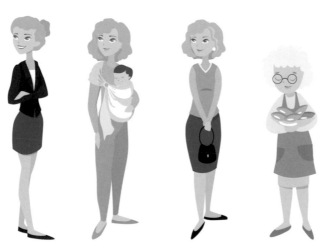

各年齡層均有椎間盤突出的可能

2. **從事體力或勞力工作者**：包括運動員、健身教練，或經常需要付出大量勞力的藍領族，因為活動量比一般人多，便可能加速椎間盤的磨損及傷害，使椎間盤突出的機率增加。

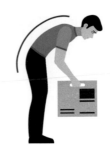

勞力工作者

3. **缺乏運動者**：和上述情況正好相反，運動量也會加速椎間盤退化。第一個原因是肌肉的力量不足，支撐不住直立的姿勢，就會駝背，使椎間盤容易突出；第二個原因是運動量少時，椎間盤內的養分代謝會變差，讓椎間盤長期處在缺乏養分和水分的狀態下，椎間盤就會「老」得很快。

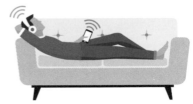

缺乏運動

4. **經常久坐不動的上班族**：上班族長時間坐在辦公桌前盯著電腦螢幕，很容易感覺肩頸僵硬、下背疼痛，這是因為頸椎和腰椎持續受到很大的壓迫所致，特別是姿勢不正確時，對脊椎的傷害更是加倍。

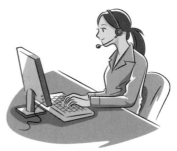

久坐上班族

5. **懷孕女性**：隨著體內胎兒不斷的成長

發育，孕婦的身體重心不斷前移，造成腰椎曲度增加，對於腰背部的負擔也會越來越大，因此大多數的孕婦都有腰痠背痛的問題，也容易在這時期埋下導致椎間盤突出的危險因子。

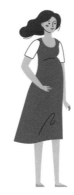

孕婦

6. **體重過胖或過瘦**：肥胖者因為體重過重而使脊椎的負荷大增。瘦弱者則是因脊椎缺乏肌肉的保護，因此兩者同樣容易患上這種疾病。

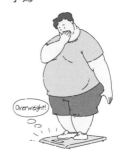

體重過重

7. **基因遺傳**：家族中有罹患椎間盤突出的成員，通常因基因遺傳因素，導致發病率比一般人較高。

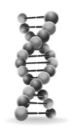

基因遺傳

8. **曾受過外力撞擊傷害者**：例如曾跌倒、車禍而撞傷過脊椎，或因為搬東西、運動傷害而扭到脖子、閃到腰的人，不論受傷時間是否已久遠，都可能因椎間盤已受傷，使退化速度特別快，提高舊疾再度復發的機率。

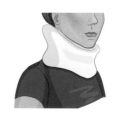

車禍撞傷

15

9. **長期姿勢不良者**：經常彎腰駝背、翹
   腳、斜躺在沙發或床上看電視、滑手
   機……等姿勢不良的人，容易讓椎間
   盤長時間默默承受過度的壓迫，因而
   加快退化的腳步。

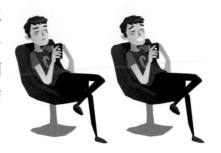

長期不良姿勢

10. **年長者**：年紀大了，椎間盤缺乏養分
    和水分，自然退化，所以即使什麼也
    沒做，只要年齡到了，椎間盤就有可
    能突出。

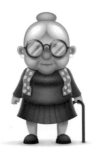

年長者

　　從上述所介紹的椎間盤突出常見族
群，不難看出幾乎已涵蓋了所有的人，
所以別再認為這個疾病事不關己而掉以
輕心了。

「前言 4」

椎間盤突出的發生率相當驚人

　　根據臨床統計，有高達七成的人都有椎間盤突出的問題，也就是說，走在路上的人，高達三分之二都是椎間盤突出的患者。但有人是因初期症狀不明顯，就像在體內被隱藏得很好的隱形炸彈，讓人完全察覺不到；而有些人則是認為腰痠背痛很常見，覺得只不過是疲倦所造成，休息兩天或做做運動就可以舒緩，因此而不以為意，通常得拖到病況嚴重到坐不久、站不直、走不穩、睡不著時，才會想到要就醫看醫生。

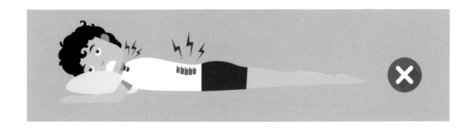

另外也有醫學研究顯示，沒有下背痛的 65 歲老人，再經過腰部健康檢查後才發現，有多達 1/3 的人都有椎間盤突出的問題，由此可見椎間盤突出未必一定會壓迫到神經而造成背痛。

　　記得新聞曾報導過一個真實案例，有一位阿伯在搭公車時，遇到公車緊急煞車，讓他一不小心從椅子上跌下來，想不到就此造成阿伯下半身癱瘓。檢查後發現是因撞擊力道導致阿伯的椎間盤突出，壓迫到神經而所致。其實在此之前，阿伯的椎間盤便已經嚴重退化，但因為毫無症狀，他自己也完全不知情；這時只能進行緊急開刀和踏上漫漫的復健之路。

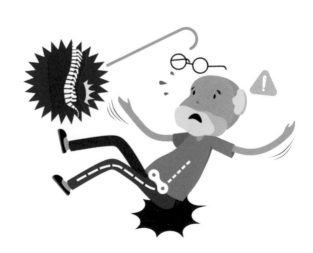

椎間盤突出的嚴重性

　　前面有說過，椎間盤的功能包括提供脊椎承重和活動時的緩衝、穩定、延展等保護作用，因此椎間盤一旦開始退化，就會成為如骨刺、退化性關節炎、脊椎側彎、脊椎滑脫、椎管狹窄等脊椎病變的發生原因。其中，**當椎間盤因經年累月的壓力或受到突然撞擊的重力，使得中心的髓核被擠出來而壓迫到神經時，就稱為椎間盤突出。**

　　嚴格來說，椎間盤突出不能算是疾病，而是人類自然老化的過程之一，也就是說，你我有一天，一定會自然發生椎間盤突出的現象。但現代人的問題是，椎間盤突出的年齡層不斷下降，導致腰痠背痛、手麻腳麻的患者越來越年輕，越來越多，值得注意的是，越年輕發病，年紀大時，就有可能越嚴重！

　　較輕微的椎間盤突出，如果壓迫位置是在頸或胸椎，就可能造成肩、頸、頭、手、上背部痠痛；若壓迫位置是在腰椎，就可能造成下背、腰、臀、大腿、小腿等區域的痠痛。當病情更進一步發展，則會出現刺、麻、僵硬、無力等症狀，而最為嚴重的情況，就是導致癱瘓或大小便失禁。

椎間盤突出會產生什麼症狀？

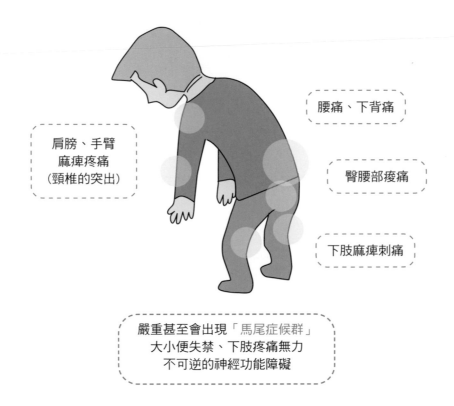

肩膀、手臂
麻痺疼痛
（頸椎的突出）

腰痛、下背痛

臀腰部痠痛

下肢麻痺刺痛

嚴重甚至會出現「馬尾症候群」
大小便失禁、下肢疼痛無力
不可逆的神經功能障礙

　　大家必須知道的是，**椎間盤突出之後，便不可能完全回復，**無論是因為做了任何復健或物理治療，獲得極大的改善，甚至完全不痛不麻了，也都還是要謹記，椎間盤充其量只是變小了一點，事實上已不再是以前年輕完整的椎間盤，所以只要過度勞累或挑戰極限，就有可能再度誘發椎間盤病症的發作。**只能靠維持正確的姿勢和運動，來延緩它的退化，才得以長治久安、和平共處。**

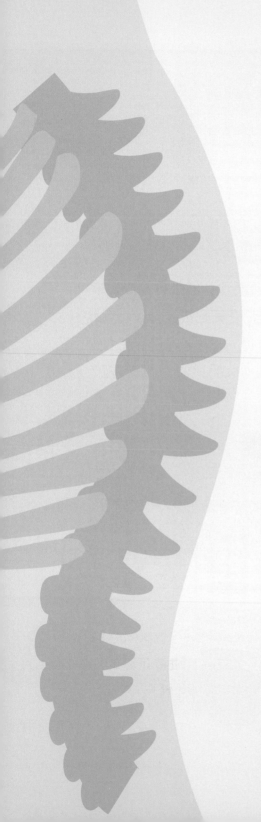

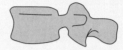

你有照顧好你
的脊椎嗎？

什麼是椎間盤

中樞神經包括腦與脊髓，腦有堅固的頭顱保護，脊髓則被一節一節的脊椎骨保護。

而脊椎與脊椎之間有一個像緩衝墊的軟骨組織，就是椎間盤。

椎間盤是由纖維環、髓核和椎體的透明軟骨終板所組成。纖維環前面較厚，後面較薄，其上下纖維均由軟骨細胞與軟骨終板相連，組成一個封閉的球樣體。所以不論外力是從上下來，還是從左右來，都因它的體積不會變，所以能將壓力平均地分配到各個方面。因此，椎間盤就形同脊椎的避震器。

椎間盤剖面圖

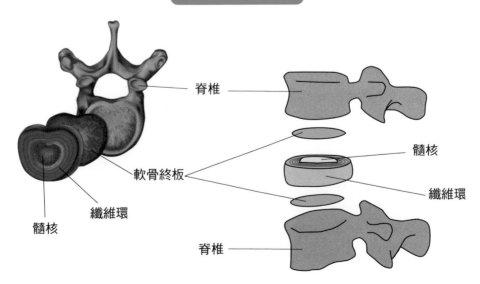

脊椎

髓核

軟骨終板

纖維環

纖維環

髓核

脊椎

椎間盤的構造與組成

　　椎間盤存在脊椎與脊椎的間隙處，是連結每一節脊椎的軟骨組織。比較特別的是，第一節與第二節頸椎中沒有椎間盤。在正常的情況下，我們每個人都有 23 個厚薄不一的椎間盤，一般來說，以腰部的椎間盤最厚，其次是頸部，而胸部的椎間盤最薄，因此腰椎和頸椎的彎曲扭轉活動幅度較大，胸椎則較小。

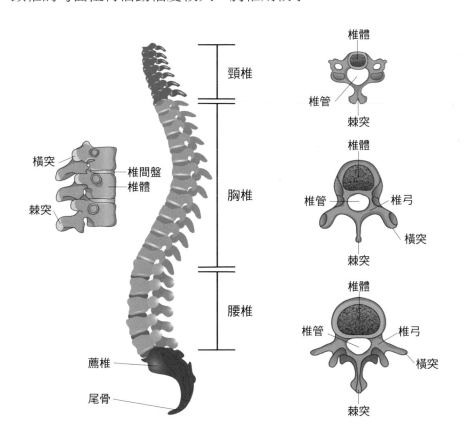

椎間盤的組成有三個部分，分別是：

● **軟骨終板**（Endplates）

　　它是覆蓋在椎間盤上下層與椎體相連的透明軟骨。質地厚實而堅韌的軟骨終板不但可以承受壓力、保護椎體，其中的微孔還能利用滲透壓的方式，進行水分和營養物質的交換，幫助椎間盤與椎體吸收營養、維護健康。

● **纖維環**（Annulus）

　　由膠原蛋白和彈力蛋白構成的纖維環，不僅與上下的軟骨終板連結，也將髓核完整包覆在其中，使椎間盤具有很強的抗壓性與穩定度，使椎體既能靈活伸展，同時保持穩定。而纖維環上分布著許多痛覺神經，因此當受到過度壓迫時，這些神經纖維就會傳達疼痛的警訊。

● **髓核**（Nucleus）

　　呈現半流體膠狀物的髓核，富含蛋白醣（也稱蛋白聚醣，PGs）與水，是椎間盤內的核心。含水量豐沛的髓核，就如同一個具彈性的球體，有強力的吸水和保水力，讓椎間盤能維持一定的高度，在身體活動時有效減輕、緩衝外力對脊柱的撞擊及碰撞磨損。但會隨著年齡的增長而老化。老化的髓核含水量會逐漸遞減，彈性也跟著越來越差。

　　椎間盤的構造分爲纖維外環（annulus fibrosis）及髓核（nucleus pulposus），在年輕人或脊椎尚未退化的人身上，椎間盤是相當柔軟有彈性，可以承受相當程度的形變，就像小朋友吃的軟糖一樣；所以能承受我們人體的重量，讓我們能做彎身、挺腰及扭轉身體等動作，就像是椎體和椎體之間的避震器，可以緩衝過多的應力。

椎間盤為什麼會突出

　　大家不妨把椎間盤想像成一個塞滿奶油內餡的泡芙，原本這個剛出爐的泡芙蓬鬆飽滿又扎實，但經過一段時間後，表面的水分會漸漸風乾，麵皮開始變得有些乾硬、脆裂，輕輕按壓就會陷下去，不再像當初很快就能恢復膨彈的原貌，如果再更大力一壓，就會將裡面的奶油內餡給擠出來。

　　退化的纖維環就像風乾的泡芙外表，會變得乾硬、出現裂縫而缺乏抗壓性，於是在受到壓迫時，壓力就會直接衝擊髓核，讓髓核就像奶油內餡一樣，從裂縫中被擠壓出來，如果壓迫到旁邊的神經系統，讓會我們感覺痠麻、刺痛、無力。

　　當椎間盤退化到一個程度，之後的任何原因都可能造成椎間盤突出，包括搬東西、提重物、滑倒、車禍或意外撞擊、骨關節炎、脊椎側彎及其他退化性疾病。尤其活動性越大的區域，損壞的機會就越高，因此像是第 4、第 5 腰椎及第 5 腰椎至第 1 薦椎，發生椎間盤突出的風險通常較其他脊椎部位更大。

椎間盤突出四部曲

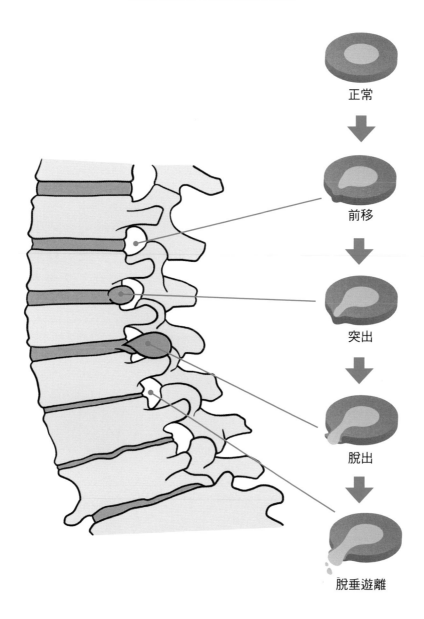

正常

前移

突出

脫出

脫垂遊離

椎間盤突出與神經壓迫

　　由於椎間盤與脊椎後方分布有神經根，因此當椎間盤向後突出時，就很可能壓迫到神經，因為每條神經所分布的區域和支配功能有所不同，因此每位患者會因為壓迫到神經根不同，而產生不盡相同的症狀。

　　例如有的人是手臂疼痛、手指麻、腰痠、腳痛、腳趾麻，還有各式各樣形容不完的不適感，而且有人是持續疼痛，有人是時好時壞、反覆發作，看起來病況大不同，如果病患本身無法詳細說明自己的症狀，容易因此造成醫師與物理治療師的誤判，朝錯誤的方向醫治而延誤病情，這也是椎間盤突出很讓人頭痛的地方。

椎間盤剖面圖

硬膜外空間

脊髓

硬膜

小面關節

神經根

神經根

神經孔

椎間盤(纖維環)

椎間盤(髓核)

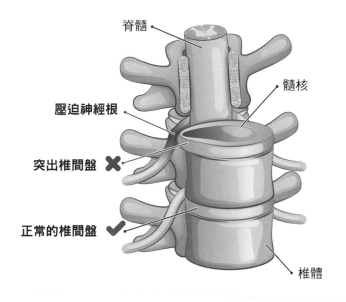

脊髓

髓核

壓迫神經根

突出椎間盤 ✖

正常的椎間盤 ✔

椎體

神經壓迫的程度差別

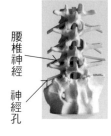

腰椎神經　神經孔

壓到神經邊緣
會很痛

壓到一半神經會
麻不一定會痛

神經全部壓到會無力
不一定會麻痛

周邊神經

神經壓迫的嚴重度

第1級-壓到神經邊緣，最痠最痛，但改善最快。
第2級-壓到神經實質，最麻，但不一定會痛。肌肉稍無力。
第3級-壓到整個神經，可能不會感到痠麻痛，但無力。

神經壓迫與症狀分期

發生於頸椎、胸椎和腰椎部位的椎間盤突出，依壓迫的狀況一般會分為幾個類型：

1. **上肢神經痛**：由肩胛骨、膏肓處開始痠痛，之後會順著肩膀、手臂到手指直線延伸下來，而且疼痛會因頸部扭轉方向的改變或不良姿勢而加劇。

2. **下肢神經痛**：從腰痛開始，漸漸擴散到骨盆、臀部、大腿、小腿等部位，常因久坐、走久而變得更痛。不管上肢或下肢，原則上是痛的部位越是遠端、末梢，就代表神經壓迫越嚴重。

3. **知覺異常**：觸摸上肢某部位的皮膚，尤其手指或腳趾末端會有刺刺麻麻的異樣感覺。

4. **肌肉無力**：手部感覺使不出力，像是拿不穩筷子、扣鈕子的動作變遲緩，甚至沒有力氣提東西，久而久之肌肉會開始出現萎縮。或上下樓梯腿部無力，走路時覺得經常需要休息。

5. **神經反射異常**：透過醫師與物理治療師的專業檢查，可能會發現手部的二頭肌、三頭肌的肌腱神經反射異常，或是下肢膝關節、踝關節的神經反射出現異常的情形。

椎間盤突出壓迫到周邊神經可能出現的症狀，依序有下列四種：

1. **肢體疼痛**：當椎間盤突出，碰觸到神經根的表層痛覺神經時，會產生疼痛。如頸椎椎間盤突出會產生肩膀痛、手臂痛、肘痛

或者手痛；而腰椎椎間盤突出則經常會出現大腿痛或小腿痛。

2. **肢體同時又痛又麻**：神經根的感覺神經被壓迫到時，會出現麻感，如果痛感與麻感同時都有，就表示壓迫已從痛覺神經進展到更深處的過渡期，而大部分患者會因為麻感輕微，而忽略了治療的時間點。

3. **肢體麻**：當頸椎神經根被壓迫到會產生手臂麻或手麻；而腰椎神經根被壓迫到會產生腿麻，這表示椎間盤已經突出到某種程度。而麻的程度是因人而異的，有的人只有可忽略的微麻，但有的人則會麻到影響睡眠，所以不能以「麻的強弱」來判斷壓迫的程度，要交由專業人員檢查判斷才行。

4. **肢體無力**：這是非常嚴重的情形，頸椎或腰椎的運動神經被壓迫，會產生上肢或下肢的肌肉萎縮，無力。而運動神經一旦受損，恢復的速度非常緩慢，即使物理治療甚至進行手術解除壓迫後，仍需耐心的運動復健一段時間，才能回復肌力。

以上是椎間盤突出症狀的四種基本進程，唯有早期治療才會有最好的療效。肢體的疼痛或麻感，原因很多，椎間盤突出只是其中一種，如果有上述症狀，先不用心慌，可以詢問您信任的醫師或物理治療師，才能找到最正確的作法。

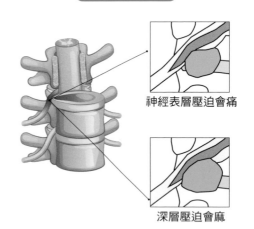

神經根壓迫

神經表層壓迫會痛

深層壓迫會麻

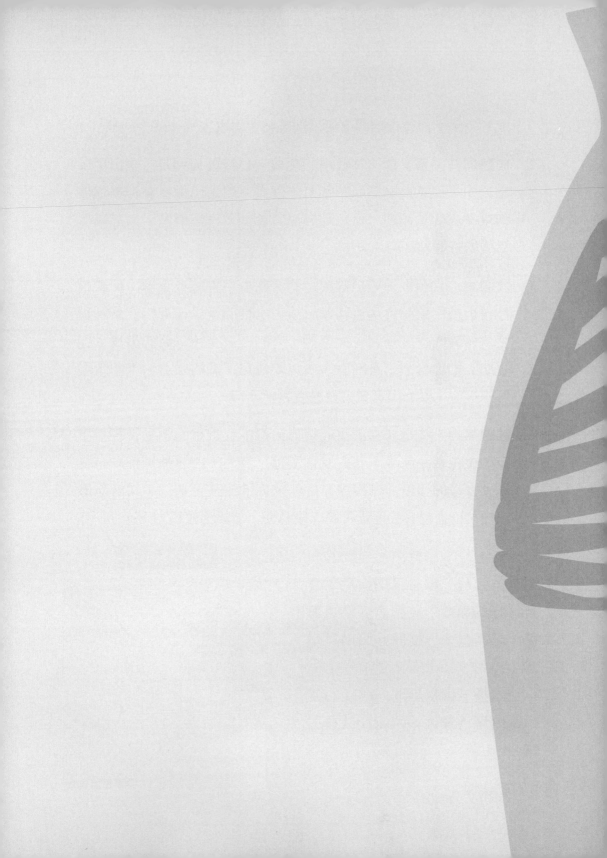

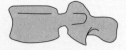

椎間盤突出的
預防及日常保健

全脊椎的保健通則

　　我們已大略知道椎間盤突出的原因，就可以清楚的理解如何預防，其實只有簡單兩句話：「良好的姿勢，加上正確的運動。」聽起來很像老生常談，但就是因為大家總是做不好，才要一直常談！

　　這個預防的道理聽來簡單，但是真正實踐起來卻很難，因為上班會累、上學會累、做事會累、當老媽子也會累，累了就駝一下，想說一下下沒關係，只不過，這一下下轉眼 20 年就過去了，腰痠背痛就出現了，跑醫院的日子就開始了。當醫師看著 X 光片宣判有骨刺，要復健或開刀時，才會驚覺到事態得嚴重，這時才來回顧究竟是什麼時候開始變得這麼嚴重，然後也會開始對晚輩絮絮叨叨說，站要有站相，坐要有坐姿，老生，便開始常談了⋯⋯

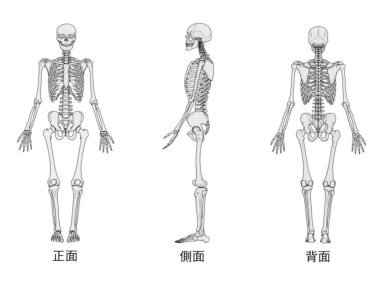

正面　　　　　側面　　　　　背面

駝背是人類的天敵 —— 拯救脊椎從姿勢開始

現代人的痠痛問題，絕大部分來自於脊椎，而脊椎的問題絕大多數來自姿勢不好。姿勢不好的原因有好幾個因素：

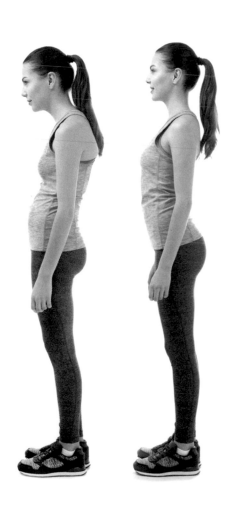

第一，是我們需要對抗地心引力，而我們身體的重心、富含重量的臟器都在脊椎的前方，使得身體自然會有往前傾倒、彎曲的力量，因此需要脊椎後方的肌肉來抗衡。

第二，幾乎我們做所有事情都需要往前，要往前拿東西、做事情、往前走路、往前看，所以從脊椎到四肢，幾乎所有關節都是往前的角度遠大於向後的角度。這樣就造成脊椎需要經常性的往前彎，久了就駝背了。

第三，久坐不運動，絕對是使脊椎彎曲與退化的重要因素。在我的病患中，許多人在被矯正到正確挺立姿勢時，才驚覺

與平常習慣的姿勢落差如此巨大，甚至有人還懷疑，「這樣挺直對嗎？」、「有沒有挺過頭了？」其實觀察一下小學生的姿態，是不是每個人都有直直的胸椎和翹翹的屁股？那才是我們應該有的良好姿勢。只是後來學業繁重，每天釘在椅子上很久，又沒有運動遊玩的時間，久而久之就變成彎腰駝背、垂頭喪氣、肌肉瘦弱、臀部鬆散的樣子，而且這已經形成台灣人的特色了。

第四，智慧手機的普及，可以說是提升了低頭族的氣焰。回想過去沒有手機的年代，搭車的時候，不是發呆、睡覺，就是看著窗外，手裡拿著書本閱讀的乘客也不多，因此還曾提倡乘車閱讀的運動呢！現在只要一上捷運，就可以看到大部分的人都在低頭滑手機，我都在想，這麼多過度彎曲的脖子，這麼多受到壓迫的椎間盤，以後要怎麼辦啊？

第五，肌肉無力是現代人的通病，因為工作不需要很多力氣，是現代化的指標，但也因此帶來很多現代化的毛病。而身體的任何一個關節，如果少了肌肉有力的支持，就得靠關節自己去承受所有的負荷，因此關節軟骨就容易受傷、發炎、磨損、退化。而脊椎的肌肉無力會使脊椎無法挺直，變成彎腰駝背伸脖子，加速脊椎退化。

日常生活造成駝背的原因

上班不良姿勢　　　低頭玩手機　　　不良坐姿

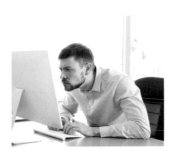 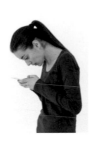 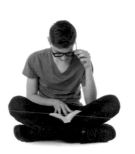

　　脊椎退化，最引人注意的就是椎間盤軟骨退化、突出，壓迫到神經引起的痠、痛、麻，這是非常難擺脫的症狀，而且會影響生活功能與品質。如果壓迫嚴重，甚至可能出現肢體癱瘓無力的情況。再加上軟骨是消耗品，磨完就沒了，是一種不可逆的變化。而且神經一旦受傷，就很難完全痊癒，所以我常呼籲：「平時保養好，老時沒煩惱。」保養真的要趁年輕開始，等到退化發生，才想挽救就太遲了。

頸椎的特色與預防保健重點

頸椎（cervical vertebra）位於頭顱以下、胸椎以上的部位，共有七節。是由椎體和椎弓所組成，椎體為橢圓形柱狀，與椎弓相連，形成椎孔，收納脊髓神經。是脊椎骨中體積最小，靈活度最大，活動頻率最高，負重最大的部位。

頸椎的最大特色是第一節與第二節之間無椎間盤。而從第二節至胸椎第一節，共有六個椎間盤。所以不論外力是從上方來，還是下方來，或是從左、右方來，壓力會平均分配到各個方面。

而為了適應人體感官視覺、聽覺和嗅覺的刺激反應，頸椎需要有較大且敏銳的可動性。因此，頸椎的活動範圍要比胸椎和腰椎大，如前屈後伸，左右側屈，左右旋轉以及上述運動綜合形成的環轉運動。而這些活動主要都是由第二至第七節的頸椎完成。

由於脊椎很長，正常的脊椎各段皆有人體生理需要，有一定的彎曲弧度，稱為生理曲度。

而頸椎的生理曲度，能增加頸椎的彈性，減輕和緩衝重力的震盪，防止並保護對脊髓和大腦的損傷。但由於長期坐姿、睡姿不良和椎間盤髓核脫水退化時，頸椎的前凸可能會逐漸消失，甚至可能變直或呈反張彎曲，也就是向後凸的現象，因而引發頸椎方面的疾病。這正是頸椎預防保健方面的重點。

小頸椎硬撐大重量──頸椎壓力大得驚人

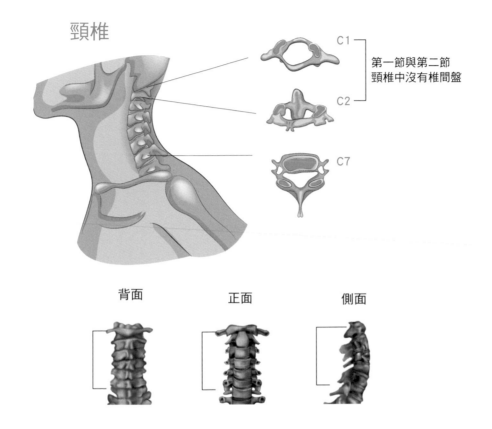

頸椎

C1
C2
C7

第一節與第二節
頸椎中沒有椎間盤

背面　　　　　正面　　　　　側面

　　頭的重量大約是體重的七分之一，以 56 公斤體重來說，頭部大約是 8 公斤。如果用 2000 c.c 寶特瓶裝水來比擬，就是 4 大瓶的份量，如果將這 4 大瓶綁在一起，用手拿著，不消幾分鐘手就會痠到無力。想像一下，如今這樣的重量，是用細細的脖子來撐起一個大大的頭，就像是用細牙籤去插烤玉米；頸椎承擔的壓力是不是非常巨大？

據研究，只要低頭 60 度，頸椎所承載的重量為正常 5 倍多，另一個研究是，頭往前伸 5 公分，頸椎承重竟達原來的 3 倍左右。因此如果長時間低頭、伸脖子，頸部的肌筋膜在長期過勞的用力，容易充血、腫脹、僵硬，所以才會造就越來越多「肩頸僵硬」的低頭族。更值得注意的是，超過肌肉能負擔的壓力，會由深處的頸椎關節和椎間盤承擔，因此在前彎姿勢和壓力倍增的雙重加乘下，容易導致關節退化和椎間盤突出。

而會無意識做出低頭、頸椎前伸的姿勢，常見於閱讀、滑手機、用電腦、寫作業、改作業、批文件等，這涵蓋了學生、教師、工程師、會計、牙醫師、追劇族、行政、年輕人、銀髮族等，幾乎是「全民運動」了。

頸椎退化通常不是短時間形成，而是經過長時間的累積。在退化的過程中，依其症狀來分類的話，可以分為下列七個時期：

第一期 → 急性落枕。發作時非常疼痛，活動度受限，此時沒有嚴重的神經病變症狀，常被誤以為是肌肉拉傷。

第二期 → 多數發生在 20 歲以上的成年人。偶爾感到中度頸部僵硬或膏肓部位痠痛，通常出現在單邊，但每次發作可能會不同邊，並且持續好幾天，而且隨著發作次數的累積，疼痛時間也會越來越長。

第三期 → 大約發生在 50 歲以上。感到肩、頸、膏肓有持續性的疼痛，發作的頻率也越來越密集，此時期通常會因為頸部的僵硬，使得椎間盤突出的情況變得更嚴重。

第四期 → 疼痛會由膏肓漸漸轉移到手臂，還可能出現神經被壓迫的**症狀**。例如手麻、針刺感、灼熱感等知覺異常，或是肌肉無力、萎縮、神經反射異常等。

第五期 → 疼痛或手麻的症狀擴散到雙側的手臂。

第六期 → 慢性而持續的疼痛，出現在雙側的頭部、頸部、膏肓等地方。

第七期 → 可再細分為Ａ、Ｂ二期。Ａ期為已經壓迫到脊髓本身，兩側手臂、手部、足部會有麻或針刺感出現；Ｂ期為骨刺形成，因為壓迫到神經的關係，開始出現漸進式的癱瘓，或是尿失禁、排尿困難等症狀。

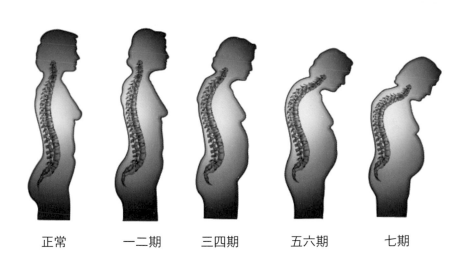

正常　　　一二期　　　三四期　　　五六期　　　七期

　　以上七期是頸椎退化過程病症的轉變，雖然說頸椎椎板退化到末期看起來很可怕、很嚴重，但是預防勝於治療，只要及早開始注

意自己的姿勢，平時做好保養，一旦出現不適，立刻就診，便能有效減緩頸椎退化的速度。

頸椎的保健重點

一般常見的建議都擺在頸椎的姿勢要顧好，但患者卻常常困惑於：他們的頸椎其實很難擺正到正確姿勢，努力很久之後，脖子累了就放棄了。其實要**改善頸椎的姿勢，關鍵在於胸椎**，這點常常被**大家所忽略**，我們在下一節會再討論到。

另一個常被忽略的頸椎保健重點，在於避免上肢過度用力。字面上的過度用力，民眾很容易解讀成不要搬重物、抱小孩、提太重的購物袋、肌力訓練不要過度等，這些都沒錯，而這些也是很容易避開的事。但我要講的過度用力，其實就隱藏在生活裡看似無傷的小事，卻會產生巨大的影響。

這個用力，其實指的是支撐自己的手臂重量，而**過度**指的是時間太長。這些會讓你受傷的「小事」，包括從事繪畫、書法、麻將、打字、用滑鼠、滑手機、刷流理臺、做家事等，這種長時間低負荷的小事，會使連結肩膀與頸椎的肌肉群持續緊張，繼而增加頸椎椎間盤的壓力，加速椎間盤的退化；因此採取時間縮短的方式 —— 就如同飲食所建議的「**少量、多餐、多變化**」—— 會是比較健康的方式。

胸椎的特色與預防保健重點

胸椎是脊椎的一部分，位於頸椎和腰椎之間，大小介於頸椎和腰椎之間，從上至下逐漸增大。而且生理曲度與頸椎跟腰椎不同，胸椎的曲度向後凸。

由 12 塊胸椎和 12 根肋骨構成了一個像「籠子」的空間，保護心臟、肺臟等重要器官。胸椎的結構穩定，所以在日常生活中發生損傷的風險較小。

胸椎常見的傷害是因為身體過度的勞動，或用力不當造成胸椎關節錯位。所以如果要預防胸椎受傷，最重要的關鍵就是要保持身體的平衡。

不管是工作還是運動，身體傾斜或往一邊歪斜是最容易讓胸椎受傷。

像是打網球或羽毛球，以單臂為主的運動，慣用右臂的人胸椎傾向右邊歪，慣用左臂的人胸椎偏左歪，因此特別容易發生胸椎上段的退化及損傷。

所以對於體力勞動者或老人，這些胸椎本來就容易受傷的人來說，平時就應該少打球，建議改以游泳、跑步等運動替代。

其次，睡覺時老是朝著一邊側臥，容易讓胸椎因施力不當而導

致錯位；經常半仰或半俯臥，則易發生胸椎左右旋轉式脫位。最好的睡姿就是仰臥及左右側臥輪換著，讓胸椎保持平衡。對於已出現脊柱側彎的人來說，更要注意保護胸椎，並且避免背負過重的單肩包包，儘量少穿高跟鞋，坐姿走姿都應端正，才是保護胸椎的最好方式。

身體挺不直的隱形元兇

頸椎姿勢不好，容易落枕、脖子痛；腰椎姿勢不好，容易閃腰、坐骨神經痛。所以頸椎與腰椎是最常被注意到的部位，也因此得到比較多的討論。相對的，胸椎就比較少出現急性病痛，因此胸椎常常被忽略它的重要性。

胸椎有 12 節，比腰椎多 7 節，也比 7 節頸椎多 5 節；胸椎上承頸椎、下連腰椎，影響整體脊椎的排列。舉例來說，許多人有頸部前伸的問題，在醫療建議下，需要將頭向後、收下巴的方式，把頸椎向後回縮，但通常不是縮得很累，就是根本縮不回來，因此成效不彰。

其實頸椎縮不回來的原因，是因為胸椎「卡住了」。

大部分的人坐姿都有某種程度的「駝背」，但正確的說法應該是「駝胸」。如果胸椎處在前彎的姿勢時，頸椎會沿著胸椎的排列延伸下去，變成頸椎前伸；所以如果胸椎不挺直的話，頸椎自然是縮不回來的。而大部分頸椎患者都是因為胸椎都已經挺不直了，所以導致頸椎曲線縮不回來，這是原因之一。

胸椎的正面與側面

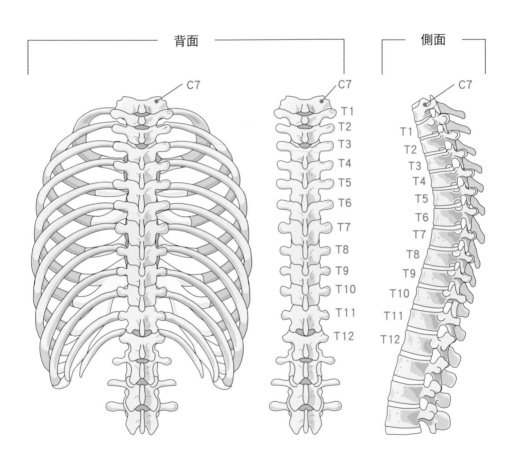

背面

C7

側面

C7

C7

T1
T2
T3
T4
T5
T6
T7
T8
T9
T10
T11
T12

T1
T2
T3
T4
T5
T6
T7
T8
T9
T10
T11
T12

在我治療患者的經驗中，矯正頸椎曲線之前，必先矯正胸椎，如果能把胸椎挺直，頸椎自然就容易縮得回來。雖然在醫療統計上，胸椎比較少出現椎間盤突出的情形，但是胸椎韌帶鈣化的比率，似乎比其他地方多，仍然不可輕忽。

胸椎的保健重點

胸椎的曲線其實跟桌面或工作檯面有很大的關係，如果桌面太低，難免會遷就桌面，所以胸椎中段容易彎曲駝背；但如果桌面太高，則經常會需要聳肩、把手肘抬得比較高，這時胸椎彎曲的問題雖然比較少，但取而代之的是，肩部肌肉因出力過多而腫脹僵硬；如果是自己向後靠斜坐，通常是胸椎下段出現彎曲現象。還有些情況則是電腦螢幕放太遠，因為想看清楚而把頭向前伸長，這樣帶動的是胸椎上段的彎曲，因此在頸胸交界處會出現一般俗稱烏龜背的隆起。所以了解工作環境對我們的影響，然後能適度改善的話，其實是相當重要的。

一般來說，可以參考上面的分類，但針對你的實際情況來觀察會更精確，可以對著鏡子檢視自己身體的側面曲線，是哪一段特別彎曲或隆起，然後針對這個部位進行保健運動。

腰椎的特色與預防保健重點

腰椎，人體有五個腰椎，每一個腰椎由前方的椎體和後方的附件組成。兩個椎體之間的聯合部分就是椎間盤。它是由纖維環和髓核兩部分組成。

髓核位於椎間盤的中央，它是一種富含水分、呈膠凍狀的彈性蛋白。當椎體承受縱向負載時，髓核用纖維環借其良好的彈性向外周膨脹，以緩衝壓力，有減震作用，在行走、彈跳、跑步時防止震盪顱腦。還可以使脊椎有最大的活動度，使人能進行腰部的各方向活動。

椎間盤的這種結構，允許椎體間藉助髓核的彈性和移動以及纖維環的張力做運動，但是纖維環一旦破損，其間包裹的髓核就會穿過破損的纖維環向外突出，即發生了椎間盤突出（脫出），壓迫脊髓或神經根，就會引起相應的症 和現象。

根據腰椎間盤突出症髓核突出的位置、程度、方向、退變程度與神經根的關係及不同的影像學檢查，有多種分型方法，至今無統一標準。

腰椎間盤突出症是指椎間盤老化以後，彈性降低，在某種因素下造成纖維環破裂，髓核被擠壓出來，壓迫刺激周圍神經根血管，而出現痛麻等症。

出現疼痛後要到專科醫師處正確分辨身體的疼痛症狀，而在預防方面，一些簡單的方法就可以奏效。

休息能夠使身體各部位積聚的緊張壓力得以釋放，保證身體協調性，減少發生各種急性疼痛的機會。

適當選擇護腰貼劑和物理治療的產品，對腰椎病的預防有一定的作用，請遵醫囑。

人人都有，人人失守——如何防禦你的腰椎椎間盤

聯合國世界衛生組織的研究，有 80％的人曾經下背痛，其中又有 20％的人從來沒好過。國外的影像醫學研究發現，沒有症狀的一般人，有五成的人已經有椎間盤突出；有下背痛的民眾，椎間盤突出者更是達到六成，而在運動員身上，有下背痛發生時，檢測到椎間盤突出的比率更高達八成。

這是個很大的問題，由於影響的人口眾多，使得因疼痛失能請假造成的經濟損失與醫療支出相當可觀。對病患而言，這個問題也很大，因為椎間盤是消耗品，至今仍是是不可逆的變化，退化毀損就沒了。

腰椎椎間盤退化的原因，**首要是姿勢不好**，例如：向前彎腰就會造成椎間盤向後突出，再乘上時間因素，椎間盤軟骨便會開始弱化，然後變形，之後突出，最後壓到神經，壓得輕就是腰背痛、坐骨神經痛，壓得重就是腿麻，再壓得更重，腿就無力了。這個無力不是「痠軟無力」，而是「不聽指揮」的無力、沒有辦法行走的「真正」無力。

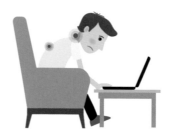

姿勢不好

依症狀，可以發現痛算是輕症，麻與無力的問題才是嚴重，但一般民眾的認知卻剛好相反，因為痠痛難耐，所以會認為很嚴重，但由痛轉麻，卻經常因為忍受度高，誤以為不嚴重而耽誤就醫。

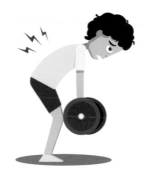

不當用力

腰椎椎間盤突出的另一個原因，是**不當的用力**，包括出力型的工作或不正確的運動、訓練所導致。腰部肌肉在強力收縮時，會增加椎間盤軟骨內部壓力，如果用力模式是猛烈、快速、時間長，軟骨受傷機率就會增

加，如果再加上以「不良姿勢」用力做事，就更容易受傷，例如搬重物、修理汽機車、鋪設電線、水管，以及錯誤的球類運動與錯誤的重量訓練等。

又有研究顯示，**長時間暴露於垂直型震動**也是傷害腰椎椎間盤的原因之一，所以在各式車輛駕駛員、工具機操作員、船舶上的工作者，也是椎間盤軟骨退化的高風險族群。

腰部痠痛是不能輕忽的警訊！一般人常把腰部痠痛當作是肌肉拉傷或肌肉疲勞損傷的問題，如果有適當的休息加上沒有持續傷害腰部的話，應當很快就能痊癒。但如果發現腰痛不但沒好，反倒還越來越密集，那可能就會是有問題。

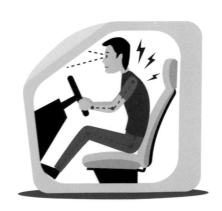

各式車輛駕駛

常見的問題可能有：

● **做錯運動**

　　現代人追求健康，因此許多人平時會養成運動的好習慣，但如果運動後產生痠痛而痠痛沒有因充分休息而解除，或反倒引發更嚴重的痠痛問題，那就要檢視是否做錯運動了。請注意！這裡強調的不是「運動做錯」，而是「做錯運動」。臨床經驗發現，大多數的人是因為做了不適合自己的身體或病情的運動，因此就算動作再正確，也仍然無法解決痠痛的問題。

● **無意間持續傷害腰部的行為**

　　在醫病諮詢中我們常常發現，患者會有一個小痠小痛卻持續很久，只是患者一些令人哭笑不得的小動作，但因為每天不斷的重複運作，因此造成持續性的痠痛。這些小事很容易被忽略，主觀判斷覺得「怎麼可能」，但只要經過特殊的功能檢查找出原因之後，就會有「原來如此」的認同。比方說打電腦、坐沙發看電視、打麻將時，長期維持彎腰駝背的姿勢，再加上疏於運動的話，腰椎內部出問題的機率就大增，引發症狀是早晚的問題。

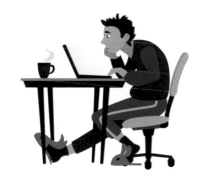

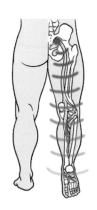

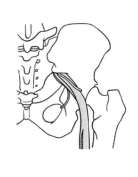

● 椎間盤退化

椎間盤退化是一種徵兆不明顯、但會持續進行、等到發現，通常已是相當嚴重的病痛。嚴重時，甚至會腰痛到連行動都有困難，或併發坐骨神經痛，而且還很難痊癒。椎間盤退化的現象一開始並沒有那麼可怕，通常只是感覺腰緊、僵硬、痠痛，然後越來越常發作，等到站姿前彎時，覺得大腿後方越來越緊，或要穿鞋襪彎不下腰的時，情況就更不妙了。但也有可能是一點小事就引發腰痛，雖然很快又好了，但總好像有腰部肌力虛弱無力的感覺，一不小心就會拉傷腰部。這也可能是椎間盤早期退化的徵兆，需要提早注意和預防。

然而上面提到的幾種情形，都需要有專業的方法來檢查評估，才能找出個別不同的問題，切忌聽從朋友建議或自己研究網路資料，就亂下結論找錯問題、用錯方法喔！

腰椎的保健重點

保健重點在於姿勢與肌力，由於腰椎的排列會受骨盆位置的影響，所以腰椎的姿態要正確，必須先把骨盆的位置放正確才行。骨盆的角色，就相當於一座高塔的地基，地基歪了，上面的建築也會歪掉；骨盆後傾的時候，腰椎會向前彎曲，所以光是挺腰，腰椎是挺不起來的。要先「挺起」骨盆才行，也就是先把骨盆稍稍前傾，自然就能帶動腰椎也跟著挺起來，直到覺得重心向前移到後大腿根部的位置、腰部也會覺得輕鬆無壓力，才是好的姿勢。

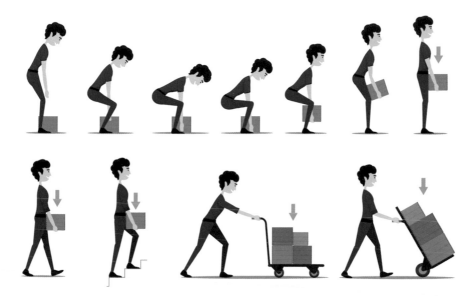

搬重物時，保護好腰椎的正確姿勢

　　肌力方面，在腰椎沒有症狀的時候，很多運動都是好的，只是記得要多做向後伸展的動作，維持腰椎的彈性。臀部的肌肉其實是個訓練重點，有研究發現，臀部肌肉有力，可以分擔腰部的負荷，這是我在臨床上的觀察，台灣人普遍臀部肌肉較為鬆散，所以更需要強化這裡的肌力。

　　但當腰部有痛感的時候，運動就不能亂做了，由於「沒有一個運動能夠舒緩所有的患者」，所以不要隨意相信別人的經驗，或看網路知識就自己跟著做一做，一定要經由合格醫療人員檢查過後，量身設計符合你自己需求的運動方式，才是保護腰椎的方法。

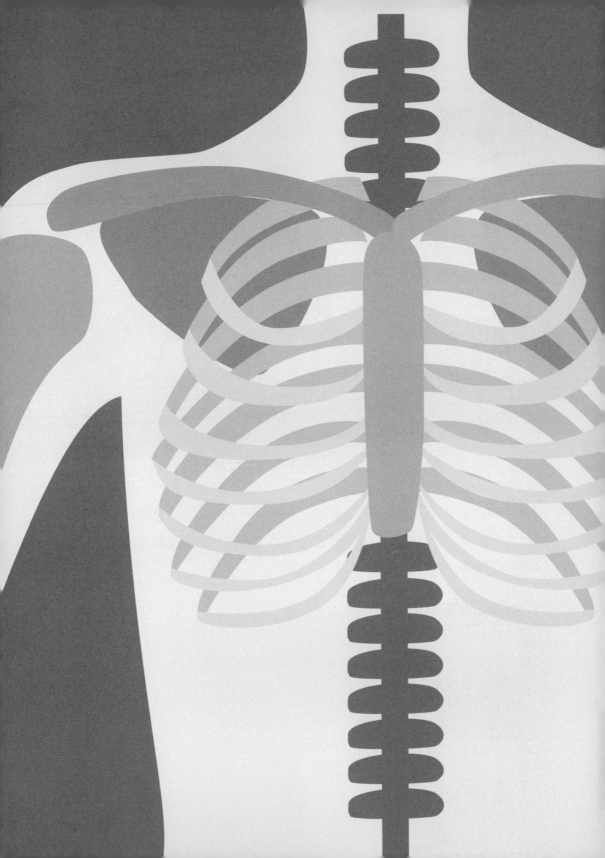

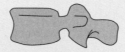

椎間盤已經突出
該怎麼辦㈠
——頸、胸椎篇

雖然常言道：「預防勝於治療」，然而預防歸預防，治療歸治療，預防性運動只適用於還沒發生椎間盤突出的時候，可是一旦出現痠、痛、麻等症狀時，就不能只用運動的方法隨意動一動、拉一拉，否則搞不好會使症狀更惡化。為什麼呢？因為我們不知道椎間盤突出的位置、大小、軟硬和角度，如果運動方式做反了，就可能使病情更加嚴重。

治療的原則，**根據徒手治療界的泰斗 Cyriax 骨科醫師的建議是先做徒手治療，如果病情較嚴重，再用牽引治療，再不見效，則改用注射的方式，最後才是手術。**一般來說，椎間盤突出輕微的時候，是最好治療的時機，可使用整椎治療技術。但若椎間盤突出已經壓迫到神經根，出現手麻或腳麻的症狀時，就不宜採用整椎手法治療，一來是因為椎間盤已經突出太多，難以「整」回去了，二來是椎間盤的結構已經變得不穩定，接受刺激較強的力道時，可能發生意料之外的風險，所以這時不建議使用整椎技術。當椎間盤突出更為嚴重，如可能壓迫到脊髓時，不但四肢可能會發麻，出現捉摸不定的奇怪痠痛，甚至引起頻尿、僵硬、癱瘓的問題，通常神經外科醫師便會建議要開刀治療，而**脊髓壓迫也是不能整椎的病症之一。**

這些不能接受整椎治療的椎間盤突出怎麼辦？放心！物理治療的法寶還很多，以徒手治療的觀點來說，最重要的就是**先用觸診的方法找出異常的筋膜、肌肉與骨性結構等，再一一將筋膜、肌肉治療好，**此時患者大都已能感受初步治療的效果；下一階段就要治療異常的脊椎關節，但有個前提，是**要在脊椎關節退化僵硬之前及時**

治療，這等於是和關節退化搶時間，只要關節還沒完全硬化，就有希望，因為當關節鬆開之後就會出現**第二波**的進步。等到肌肉軟化，關節鬆開之後，**第三階段**要開始調整脊椎關節的位置異常，這時期的調整手法都是溫和的，力量很輕，重點是要**先觸診，判斷脊椎結構哪裡有異常，再評估調整的方向**。第三階段完成後，不但肌肉柔軟有彈性，關節活動度佳，脊椎結構也正常了，椎間盤突出的情況自然會改善很多。雖然在療程進行中可能會有些微疼痛，而疼痛的原因是因為肌肉增生肥厚或關節僵硬所致，當肌肉和關節鬆開之後，患者便會發現即使再用力按壓也不會痛了，因為組織已經被治癒了。

　　綜合許多學派之後，我彙整成以上三個階段，對於掌握病情效果非常顯著，我的經驗是如果再加上 X 光甚至 MRI 核磁共振判讀後，會更精準有效。徒手治療計畫的擬定除了根據醫師診斷，再加上物理治療師的理學評估，參考病情的變化現況，佐以影像醫學輔助，便可以呈現得非常專業。而**病患回復速度取決於三個因素：一是病情的嚴重度，越嚴重回復越慢；二是組織的僵硬度，越僵硬好得越久；第三是病患的配合度，遵守叮囑改變生活模式好得越快、而且治療越勤也好越快。**

　　要提醒的是，雖然徒手治療可以讓病患維持健康，處於不用開刀的狀態，但也並非萬能，當椎間盤退化過於嚴重，例如突出太多又合併骨刺增生時，壓迫神經的壓力無法解除時，非侵入的物理治療或徒手治療可能就幫不上忙了，因此嚴重到手麻或腳麻的時候，

必須盡快就醫，因為有些神經壓迫嚴重之後，就算手術將椎間盤或骨刺成功切除，神經也未必能完全痊癒，而且還可能留下後遺症，在此又要老生常談一句話：「及早就醫，才能得到最好的治療效果。」

頸胸部的椎間盤突出

　　椎間盤突出的症狀，依壓迫的部位可以分為三期，分別是**硬膜期、神經根期、脊髓期**。一般因姿勢不良而造成的椎間盤突出，會先從表層的硬膜開始，再逐漸深入神經，最後壓迫至脊髓，可以說是屬於時間性較長的良性發展，但如果是因為車禍或意外撞擊等傷害，就可能產生輕重不一的症狀。所以要提醒讀者們，如果原本就有椎間盤突出問題的人，也可能因各種外力因素而導致症狀急速惡化，因此千萬不能輕忽。

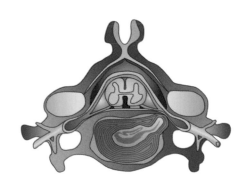 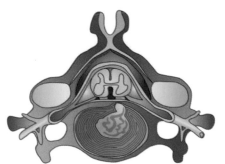

左：椎間盤突向外側。　　　　　　右：椎間盤突向中央。

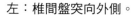

兩者引起的症狀大不相同

硬膜痛時期的舒緩與治療

　　頸椎硬膜期的症狀範圍很大，包括急性的落枕，或慢性的頭痛、頸部痠痛、肩頸僵硬、膏肓痛等，疼痛的程度和分布，每個人的差異性很大，可能非常疼痛，也可能只有小痠小痛；可能疼痛區很大一片，或有好幾個疼痛區域，也可能只有一個小痛點。

硬膜痛的治療原則

　　椎間盤突出通常會伴隨兩個問題：一是頸部肌肉緊繃，二是關節僵硬或偏位（dysfunction/ malalignment or subluxation）。這就需要物理治療師評估過後，以適合患者個別的徒手治療技術，來軟化肌肉、筋膜，或施行關節的鬆動和調整。

　　在硬膜痛的時期，椎間盤壓力較大而且周遭組織發炎情況居多，因此，在治療上會選擇以降低發炎、促進循環、減輕椎間盤壓力的徒手治療技巧爲主，先舒緩疼痛的症狀，增加頸部的活動度。而且這種時候不宜從事會刺激椎間盤的運動，比如：跑步、上肢重訓和坊間頸部健康操等，以免痛症加劇。

　　跑步不適合的原因主要是，跑步看似與頸部無關，但其實跑步的時候身體重心會上上下下的移動，因此頭部的重量也會上下震

盪，使頸部壓力因此增加。一般體型的人，頭部大約會有 7 ～ 8 公斤，其上下震盪的破壞力是很大的，所以不要小看頭的重量。

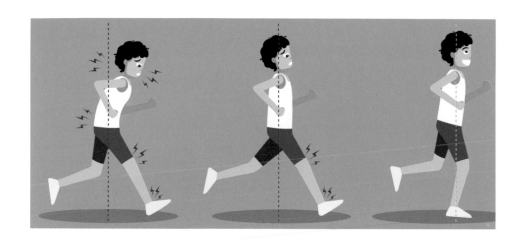

　　而上肢重訓不適合的原因，是肩部、肩胛部位有很多肌肉群連結到頸椎，所以在做重訓時會使肌肉強力收縮，因而造成頸部的負擔大幅度增加。

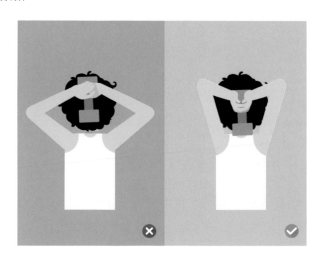

此外，坊間頸部的健康操，有許多是以訛傳訛的結合體，其中包括部分醫療知識、衛教資訊、別人經驗和網路訊息，有許多民眾往往誤信而受傷。

● 減輕椎間盤壓力的徒手技術

物理治療師會選用「徒手頸椎牽引法」、「頭側方向的關節滑動法」與「椎間空間增加」等技術。

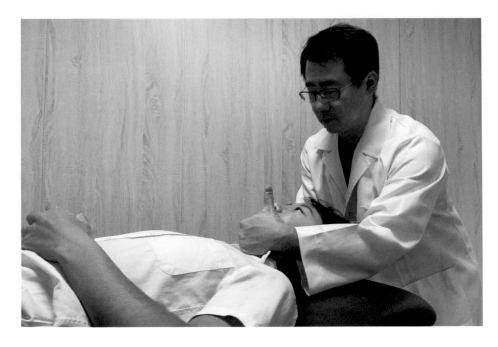

「**徒手頸椎牽引法**」：這是以物理治療師的雙手來進行頸椎的牽引，藉由調整牽引的方向、力量、角度，來減輕頸椎內的壓力，使椎間盤容易回縮。

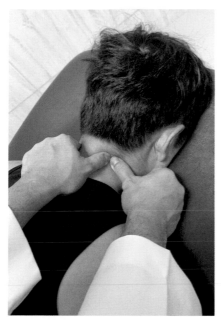

「頭側方向的關節滑動法」：物理治療師在頸椎關節的地方，往頭側方向施予讓關節滑動的力量，可以讓關節動作順暢，增加角度降低疼痛。

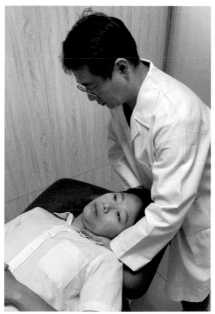

「椎間空間增加」：藉著橫向施力，讓痛側的頸椎之間的隙縫空間增加，有助於椎間盤的回縮。

● 降低發炎

在急性疼痛時期，要以促進循環為主要目標，通常會使用輕微的淋巴技術促進體液回流，然後在不引起疼痛的情形下操作「肌肉能量療法」，讓肌肉的收縮增進循環，同時也增加功能角度。如果痛症嚴重，一動就痛，則採用較靜態的定點型筋膜釋放術，或是「抗形變」的技術，讓痛症快速舒緩。

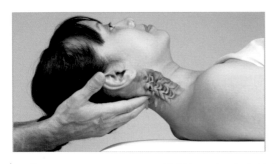

「肌肉能量療法」：可針對椎間盤突出的部位，利用自體肌肉收縮的能量，達到減輕肌肉的緊繃感、消除疼痛和增加活動度。

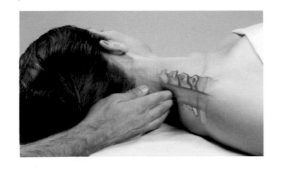

「抗形變技術」：治療師會透過非常輕柔的手法，將頸椎調整至最適當的角度，引導肌肉回歸到最放鬆的狀態。

● 軟化肌肉

軟化肌肉的技術要領不在於手法的「快」與「強」,而是要「慢」與「柔」。任何強烈猛力的技術,都只是在粗暴的擊打肌肉,一時之間肌肉被打暈了,似乎感覺很好,但是很快的會變得更硬;因爲肌肉是有學習效應的,它會因此學會了要「抗擊打」以保護自己。所以,當肌肉變硬後,就要按揉得更大力才會有感覺,這就是一般所說的「口味變重」,到最後會越按越硬,最後便會變得按不動了。而慢柔的手法可以讓肌肉安靜下來,得到眞正的寧靜與放鬆,而且效果持久,才是眞正的痊癒。

軟化肌肉方面,物理治療師有許多選擇,比方說 CKT 技術、筋膜釋放術、軟組織鬆動術……等。

CKT 技術

簡稱「CKT 技術」的 CKT method 軟組織療法是我首創發明的一種創新革命性徒手技巧，它融合許多徒手技術的精華，同時也顛覆了許多傳統的徒手技巧，可以說是一種不斷超越自我境界的技術。CKT 目前是儀嘉醫療體系全體物理治療師的一項指定技術，最大的特點是同時具備深、穩、柔、強、舒、沉、繃、速效……等特色，因此是我極力推廣的強力手法。

我在大量的臨床實作過程中，試用過非常多的手法，累積豐富的治療經驗，有的學派力量很輕，輕到病人沒感覺，有的學派又會重到令人難以接受，每種手法都有其個別的感受和效果，於是我將各派技術優點加以整合，研發出 CKT 技術。只單用這一套技術，就可以同時讓病患在治療操作過程中感到舒服愉快，而治療師也不會因此容易造成職業傷害的複合效果。

舉例來說，軟組織損傷治療技術的操作要領，首先要具備敏銳的觸診技巧，包括能判斷出筋膜的鬆緊度、筋膜張力以及不同深度的筋膜彈性；在肌肉肌腱韌帶方面，也要能藉由觸診了解軟組織僵硬的強度、深度、厚度，以及條索、結塊粘黏等。這一切的過程都要清晰得像是用手指看到軟組織一般，這樣才能掌握患者傷處的病情變化，以達到最佳治療的效果。

而接下來的操作手法，通常會遇到需要很多手指或拇指出力的情況，因此手指和拇指必須強而有力才能勝任工作，但在長期出力治療的生涯，復健師的指關節或腕關節也常會因此罹患肌腱炎或退

化的情形，甚至還可能傷到肩關節，造成許多治療人員的職業傷害。對於患者來說，由於治療過程感到疼痛難耐，或是復健師因施力不當反而導致受傷發炎，都會對徒手治療產生卻步與害怕的心理。

但經過改良創新的 CKT 技術，就完全能夠克服上述得問題，它雖然也是建立在敏銳的觸感上，但操作時，卻不會「清晰」撥弄肌肉纖維或條索等結構，避免以太直接的力量引發過度刺激，導致更嚴重的發炎、疼痛等現象。CKT 的技術是靈活有彈性、可深可淺，不但輕柔的像 SPA，又厚實的像海浪，搭配多變的手法，有效降低肌肉張力與痛覺的抑制，對各種急慢性疼痛、筋膜緊繃、肌肉痙攣和肌筋膜腫脹、椎間盤減壓等問題，都能達到極佳且迅速的緩解與治療效果。

或許大家會覺得 CKT 技術聽起來很玄妙，而它確實也是一種深奧複雜的技術，但嘗試過的人，對於這種美好的治療體驗，都會感到「欲罷不能、而且越做越想做」呢！

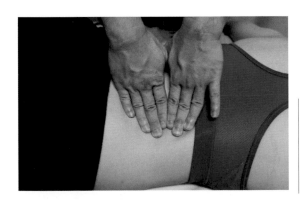

「CKT 技術」：看似簡單的一個按摩手技，但其中特點是同時具備深、穩、柔、強、舒、沉、繃、速效……等特色。

筋膜釋放術

筋膜釋放術（Myofascial Release）顧名思義，就是把筋膜鬆開，但鬆開筋膜的目的是什麼呢？通常有兩大目的：

第一個目的，是要放鬆肌肉。由於筋膜包覆在肌肉的外層，當筋膜變緊時，就像是新鮮肌肉放進真空包裝裡，抽成真空之後，再柔軟的肌肉也會變得跟石頭一樣硬，所以不論怎麼按、怎麼揉，都無法使肌肉恢復柔軟放鬆的狀態，因此筋膜釋放術就像是在真空包裝袋上，用針扎了一個洞，一通氣，肌肉就軟了，對於推不動、揉不開的肌肉，不妨檢查一下筋膜的緊度，如果筋膜鬆開了，肌肉自然就會變得柔軟多了。

第二個目的，跟筋膜的向量有關。比方說，背闊肌的筋膜太緊，肩關節的動作可能就會受到限制；腰部的筋膜太緊，除了軀幹向前彎的角度受限外，連帶影響的層面還包括抬腿的角度或低頭的動作。由此可知，筋膜受限的影響是四面八方、遠近皆有，所以局部的功能不佳，可以用筋膜的角度來思考，找出遠處的影響因子，以突破治療上的格局。

但想要鬆開筋膜，大力手法是沒用的，時間才是最重要的治療因子。由於筋膜化學組成的特殊性，光靠力量是攻不破筋膜的鏈結，而是需要以時間的層次來鬆開筋膜，通常多次治療會比一次長時間的釋放術更為有效，可以說相當考驗病患和治療師的「耐性」。

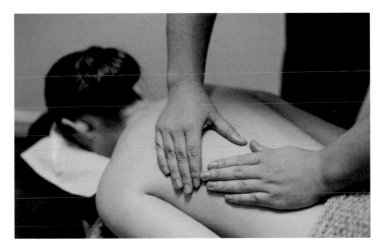

「**筋膜釋放術**」：治療師會利用緩慢輕柔的手法，讓包住肌肉的筋膜舒展開來，使肌肉變得柔軟。

軟組織鬆動術

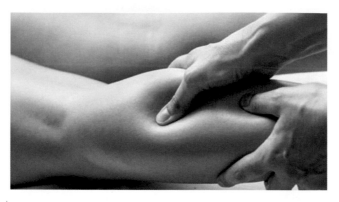

「**軟組織鬆動術**」：這是治療師用手直接撥動肌肉纖維的技術，目的在於促進血液循患和解除肌肉沾黏。

● 鬆動關節與矯正

　　在急性期，只鬆動關節，較少矯正，因此物理治療師會輕輕的按壓關節，讓關節面來回的滑動，可以放鬆關節周邊的組織，降低疼痛。而在慢性期時，通常頸椎關節會比較僵硬，所以施作力量會深入一點，讓關節面有更深更多的滑動，帶動對周遭組織的牽拉，減少復發率。而在矯正方面，物理治療師有整脊與關節鬆動兩個常用的技術。整脊的特色是快速，但必須先排除危險因子後，確定患者的體質病情合適才能做。相對的關節鬆動術的特色是安全，適用範圍廣，輕重拿捏可以依患者情況予以調整。這兩種技術，都是由物理治療師以手的觸摸感，評估關節偏移的方向和程度後再進行治療操作，因此治療師的手感非常重要。

關節鬆動術

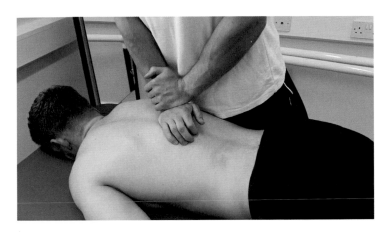

「**關節鬆動術**」：是直接針對關節治療的手技，可以增加
關節活動度和矯正脊椎位置。

　　很多人可能不知道，關節鬆動術是一種非常好用的徒手治療技
巧。但因為它不像整脊那樣會發出「喀」一聲的戲劇化效果，能讓
病患感覺到好厲害，加上在治療時沒有整、沒有揉，而是輕描淡寫
地壓一壓，同時療程相當長，對於患者來說，常因無法立即看到成
效，就等於沒效，所以很難受到患者的青睞。

　　事實上，關節鬆動術是我相當推薦的一種治療方式。

　　理由一，當椎間盤突出到某一個程度，而不適合進行整脊時，
物理治療師仍可以用關節鬆動術來進行治療，因為整脊可以達到的
效果，關節鬆動術也都可以做到。況且，不是每位民眾都喜歡整脊，
有些人會害怕快速衝擊又發出喀聲的動作，那麼關節鬆動術就會是
最理想的治療手法。

理由二，關節鬆動術的原理是慢慢將脊椎關節鬆開，並且恢復到正常的排列位置，不僅安全而且效果持久，不會有一般人印象中脊椎「喬」完一下子又故態復萌的問題。在進行治療的過程中，還可以順便檢查有沒有其他肌肉骨骼的問題。

理由三，在對的時機點運用關節鬆動術進行治療，同樣也能達到很明顯的療效，重點是病患不用承受如整脊治療過程中，那種可怕的心理壓力。

綜合來說，整脊只適用於輕症患者，當病情較為嚴重時，例如骨刺、滑脫、大型椎間盤突出的患者，整脊的治療風險相對較高，而關節鬆動術則是輕到連重症患者身上都適用。不過要提醒大家的是，**沒有任何治療技術是萬能的，關節鬆動術也是如此，它也有治療的極限，**尤其關節鬆動術的效果受到僵硬度的影響很大，關節越硬的人，治療會越痛，好得也越慢，因此病患通常會因為起初效果不明顯而輕易放棄。只有持之以恆，才能看到關節鬆動術的效果。

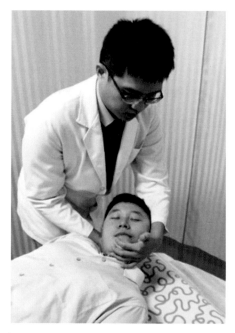

「整脊」：是最快速達到關節矯正的方式之一，但風險較高，須由專業醫療人員審慎評估與執行。

硬膜痛的舒緩原則

經由前面的說明，對於椎間盤突出引起的硬膜痛與治療原則有了大略的了解後，自我保健或舒緩的大方向相信就比較清楚了。

● 頸部肌筋膜按摩 DIY

1. **後頸部**：按摩頸部後方的豎脊肌，方法是左手扶著左頭側面，右手按摩右側頸部後方的僵硬肌肉與筋膜。民眾自己在家按摩，為避免力量過重而致發炎，這裡介紹的是筋膜按摩，方法是手輕按著表皮，按摩的時候不要在表皮上產生移動與摩擦，在手指與表皮沒有位移的情形下，將表皮拖動與肌肉層產生滑移，這樣就可以按摩到筋膜。可以放鬆肌筋膜、增進循環。

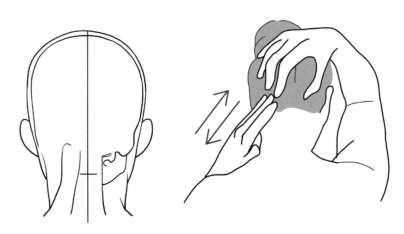

按摩時，順著由右上而左下的方向，力道適中即可，切勿太過用力。

2. **枕下部**：按摩頭後方與頸部交接處的「枕下肌」筋膜，左手掌扶著左頭側前方，太陽穴附近，右手中間 3 根手指併攏，按摩右側頭頸部後方、狹縫裏的筋膜。可以舒緩頭痛、頭緊等不適感。

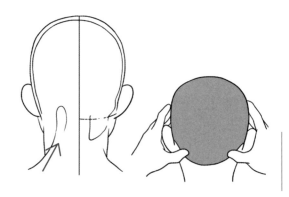

有些民眾的頭部和頸椎交接處的縫隙不明顯，可以改成向前按壓比較有舒緩效果。

3. **側頸部**：按摩頸部側方的斜角肌，左手扶著左頭側面，右手按摩右側頸部側面的僵硬疼痛的肌肉與筋膜，原則如同後頸部的肌肉。

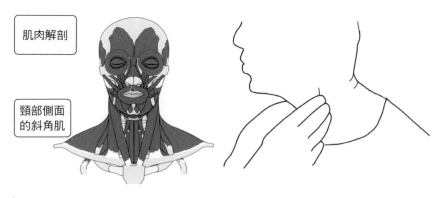

肌肉解剖

頸部側面的斜角肌

頸部側面肌肉較為敏感，要輕輕按摩，溫柔對待喔。

　　請注意，頸部前方是按摩禁忌區！以頸部側面為界，再往前的部位，因為佈滿著許多神經與血管，施力過當容易受傷、影響健康，不宜按摩。

　　PNF 技術：如果右側肌肉僵硬，造成往左側彎受限緊繃，可以左手抬起，從左側經過頭上方，放在頭右側，將頭往受限的左側彎曲，到緊繃的時候停住，此時用右側肌肉收縮往右側彎輕輕用力，保持肌肉長度不變（此時稱為等長收縮），5 秒後停止用力，此時右側肌肉已經放鬆一部分了，就可以再往受限的左側多伸展一些角度，直到緊繃點又出現為止，然後重複 3 ～ 5 次，如此在「用力─放鬆」的過程，就可以鬆軟右側肌肉，增加往左側彎的功能角度。

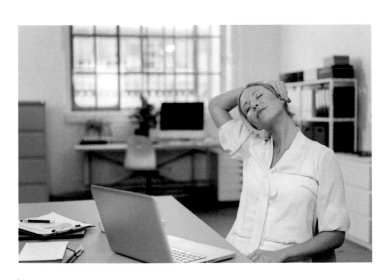

這是放鬆肌肉張力，非常溫柔、非常安全的方法，訣竅是輕輕用力，輕輕伸展。

如果後側肌肉僵硬，造成往前彎受限緊繃，可以任一手抬起，放在頭後方，將頭往受限的前側彎曲，到緊繃的時候停住，此時用後側肌肉收縮往後方輕輕用力，保持肌肉長度不變（此時稱為等長收縮），5秒後停止用力，此時後側肌肉已經放鬆一部分了，就可以再往受限的前彎多伸展一些角度，直到緊繃點又出現為止，然後重複3～5次，如此在「用力—放鬆」的過程，就可以鬆軟後側肌肉，增加往前彎的功能角度。

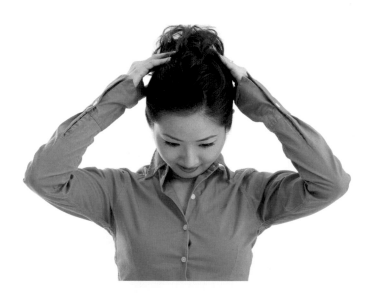

輕輕用力，輕輕伸展。太用力彎曲頸部的話，可是會增加椎間盤突出的機會喔。

神經痛時期的舒緩與治療

當椎間盤突出的位置更偏向外側，或是突出更大的時候，就有可能會壓迫到神經根。而神經根的壓迫症狀又分成輕度、中度和重度等級，症狀較輕時會感覺手臂、手掌、手指疼痛；中度等級的壓迫會產生針刺感或麻木感，而到了最嚴重的重度等級時，就會造成肌肉無力。

發生在頸椎部位的椎間盤突出，一旦壓迫到神經根後，所產生疼痛主要發生於手部，而且會有一個固定的相對應區域，如頸椎第五節壓迫所造成的神經根疼痛在肩膀一帶，第六、七、八節的疼痛則是從上臂逐漸往下發展。

由於在硬膜期的疼痛範圍主要是在肩頸、膏肓等身體部位，而壓迫到較深層的神經根時，疼痛會轉移至手部，一般人常會以為「哪裡痛就是哪裡有問題」，所以很多患者當肩頸、膏肓疼痛時，在接受推拿、按摩後得到舒緩，便誤以為問題解決了，等到手部開始疼痛時又以為是新的問題發生。如果是像這樣採取「哪裡痛就醫哪裡」的治療方式，卻忽略了「頸椎」才是一連串疼痛的源頭，很可能因此延誤病情。

再加上醫師和物理治療師在進行診斷和評估之前，需要靠病人的描述幫忙做出判斷，這時如果病人太過主觀，例如一到診間，就

直接對醫師說：「我的手肘很痛，應該是網球肘所造成的。」也可能誤導醫療人員對病情的判斷，應該盡可能以客觀、完整的方式描述症狀的感受，才能幫助醫師做出全面性的判斷。

在這裡可以提供讀者們兩個簡單的自我評估方式：

1. **如果是椎間盤突出所造成的手部疼痛，會隨著身體扭轉或頭頸方向的改變而產生變化，**可以先將頭部轉到不同的方向，再觀察手部的痛感有沒有減輕或增加，如果疼痛的感覺因此而不同，問題就可能是和頸椎有關，而並非是網球肘導致。

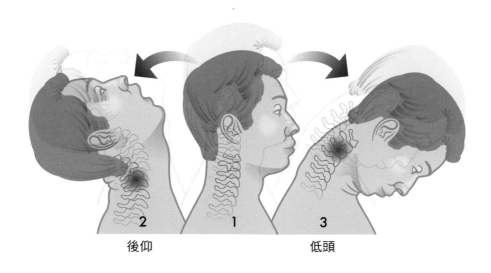

2　1　3

後仰　　　　　　低頭

2. **五十肩或網球肘的疼痛表現為單一定點，會固定在一個小區域範圍內，而神經根壓迫所造成的疼痛，通常是呈長條狀，**例如手肘摸起來是最痛的部位，但沿著按下去，仍舊能感覺到一整條的肌肉也會有痠痛的感覺，只是疼痛程度可能會逐漸遞減，這種狀況的疼痛便是神經根壓迫造成的。

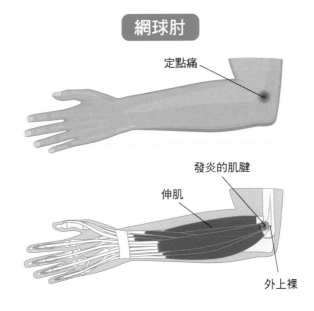

網球肘

定點痛

發炎的肌腱

伸肌

外上裸

當症狀演變到中度壓迫等級時，便會產生麻木感，只是很多患者普遍以為會產生「麻」的感覺，是身體循環不良所造成，只要改善循環，症狀就能得以解決，所以在描述病情時，很容易將這個重要的診斷關鍵給遺漏沒有說，這很可能就會令之後的治療方向有所偏差。

而當神經根壓迫到最嚴重的重度等級時，便會出現手部無力的現象。初期，以手拿筷子為例，專心的時候沒有問題，但如果不專心，筷子就很容易掉落。所以如果拿東西時，東西會經常莫名其妙

從手中掉落，就應該注意這可能是個警訊。如果忽略等病情繼續惡化下去時，就會連拿筷子都覺得好沉重，而且拿起來有些吃力，這時如果將左右兩手的肌肉觸感做個比較，會發現其中一手摸起來有種軟綿綿的空虛無力感，會和另一隻手呈現顯著的差異，建議就不要再拖下去，應該趕快就醫，請醫師做詳細的檢查與判斷。

神經痛的治療原則

發展到此階段的病患，通常都有脊椎歪斜的問題，因此治療重點會放在減輕椎間盤的壓力、加強關節矯正與關節鬆動術，以及更深層的肌肉放鬆。

由於患者的身體感覺很僵硬，而且脊椎又歪斜，因此在矯正之前，要先將關節鬆動開來，才有辦法使脊椎回復到正確的位置。要特別注意的是，這時候的治療動作和力道不宜過大，也不建議做整椎治療，以免反而造成椎間盤的過度擠壓。治療中和治療後，也要隨時注意病患的反應，若病患的疼痛或麻木情況更加嚴重，表示不適合使用這樣的治療方式。

而患者要注意的部分，包括因為病況較為嚴重，所以治療時間要更密集，最好是兩天一次，才會有明顯的改善效果。在療程結束後，通常會感覺疲倦和些微如運動後的痠痛現象，因此要好好休息，避免再進行跑步、瑜珈、重訓、游泳等運動，要盡量讓身體的肌肉保持放鬆柔軟，否則修復期反而會因此拉長，當然，更重要的還是必須維持姿勢的正確性，才是真正阻止對脊椎傷害的解決之道。

脊椎側彎症狀

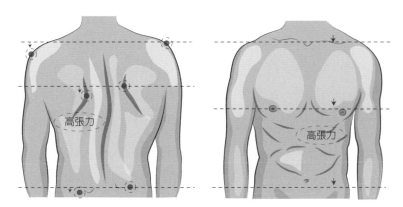

高張力

高張力

脊椎側彎會呈現兩側肌力不平衡

背部彎曲的類型

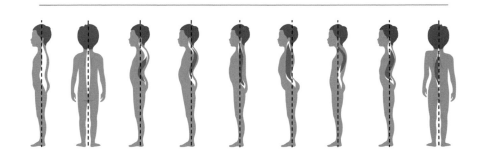

脊椎彎曲類型很多，需要調整的地方各有不同，
需經過評估檢查之後，才能擬訂最佳對策。

脊髓壓迫時期的舒緩與治療

　　脊髓的壓迫症狀相當多元且複雜，包括痠、緊、漲、痛、冷、熱、刺、麻和螞蟻爬的感覺，而且這些感覺會交互出現、時有時無、忽強忽弱，也沒有任何規則可循，也就是說不會在固定的動作、固定的角度產生固定的疼痛，所以讓人很難去掌握哪些姿勢會造成不舒服，連看病時該找哪一科，該如何對醫師或物理治療師詳加描述自己的症狀，都令患者感到無所適從，因此，在身心方面造成很大的折磨。而醫師或物理治療師除非是對這樣的症狀有一定程度的了解，否則也很難找出病灶。

　　已經壓迫到脊髓的椎間盤突出，最可怕的地方就在於它不以疼痛現身，像無色、無味、無形的毒藥，等到患者發現時往往已經深受毒害。如果不立即進行治療，會產生全身肌肉不自主的僵硬。初期時患者可以透過伸展運動獲得舒緩，但隨著病情每況愈下，身體會越來越緊繃僵硬，如同「鋼鐵人」一般，做任何動作都有受限的感覺，且非常困難，要花費大的力氣才能完成，對身體的控制力也會逐漸變差，最後受壓迫的部位以下的肢體，會完全喪失活動力，稱之為「截癱」，它和重度神經壓迫所造成的肌肉無力最大之差別，在於，肌肉無力是肌肉軟而無力，而脊髓壓迫則稱為「高張性無力」，比較像是中風患者，肌肉變得僵硬緊繃但使不上力；通常發生在老年人身上的比例較高，但因為看起來很像身體自然退化的現

象，因此使病況容易被忽略。

　　除此之外，脊髓壓迫還會影響內臟功能，因爲自律神經是經由頸椎進入大腦，所以椎間盤突出也會造成自律神經失調。最明顯的是引發泌尿系統問題，例如括約肌失調，造成排便、排尿障礙，像是大小便失禁、閉尿、便祕等，還有人因此導致性功能障礙，但由於確診困難，很難發現與證明其中的相關聯性。

脊髓壓迫的治療原則

　　屬於壓迫嚴重等級的治療，除了得透過斷層掃描確定能進行治療以外，必須由經驗非常豐富、手技極爲純熟的治療師才能執行，尤其壓迫點十分深入，手感要夠敏銳細緻，一方面要達到深層的肌肉放鬆，又不能造成表層肌肉的刺激，在力道拿捏上得相當精準。

　　此外，有部分患者也可以透過「頸椎牽引」的方式，或許能將突出的椎間盤「吸」回去，但實際情況還是要請醫師透過整體評估才能決定。無論如何，在此建議大家，**不要迷信任何一種治療方式，應該學會聆聽身體的聲音，在治療過後，身體會感覺到舒服，而沒有明顯不適的反應，才會是適合自己的治療方式。**

胸椎硬膜痛時期的症狀

　　胸椎的硬膜痛範圍也很廣泛，從頭部到腰部一帶都有可能是胸椎部位的硬膜疼痛範圍，除了部分患者會感覺肋骨疼痛、呼吸不順暢之外，其症狀和頸椎部位的椎間盤突出問題，非常相近或是重疊，不過還是可以透過一些大方向來自行檢測。

　　可以嘗試變換一下姿勢，透過疼痛的觀察作爲檢測方式，例如疼痛會因頸部的扭轉而增加或減輕，就可能是因頸椎部位的椎間盤受到壓迫所引起。而當脊椎挺直的時候，腰痛會特別明顯、或是朝左右扭轉一下身體、將肩胛骨往後夾、往前縮或是深呼吸，觀察疼痛部位是否會因動作的變化而有所改善或是更加強烈，如果答案爲「是」的話，就很可能是因胸椎部位的椎間盤受到壓迫所引起。若是做任何動作，對疼痛都沒有造成任何改變，那表示應該另有其疼痛的原因。

胸椎神經痛時期的症狀

發生於胸椎部位神經根的疼痛,會和「肋間神經痛」相似,它是發生在胸腔肋骨一帶,包括從胸前沿著側面到後背的神經,所產生非常劇烈的疼痛感,尤其是深呼吸、咳嗽或大笑的時候,疼痛會更加明顯強烈;由於呼吸時會感到疼痛,所以最直接影響到的便是身體肺部的攝氧量,連帶產生的後遺症就是體能與精神變差。通常醫師在診察時,會先排除確認疼痛並非肋間神經炎、帶狀皰疹病毒所引發狀況,之後才可能朝向是否為胸椎部位的問題來做診察。

也曾有文獻表示,胸椎神經根受到壓迫時,有極少數患者還會出現內臟疼痛。像醫院中曾有一個實際案例,一位因長期胃痛來醫院就診的老先生,在經過許多檢查,並沒有發現胃部有任何異常的問題,所幸在他住院期間經細心的護士觀察發現,老先生在坐著吃飯時就會明顯感到胃痛,但如果是以斜躺的方式進食,胃痛的情況就不會發生;因此醫師判斷他的胃痛問題,很可能和姿勢變動有關,於是朝向身體脊椎進行檢查,果然發現老先生的胸椎長了骨刺,並且已壓迫到了神經根,後來經過一連串的手術與復健,老先生的胃部疼痛問題終於獲得解決。這雖然是屬於較為特殊的案例,但在此也提醒大家注意。

胸椎脊髓壓迫時期的症狀

　　胸椎脊髓壓迫和頸椎脊髓壓迫的症狀，以及所造成的後果大致皆相同，包括可能引發的自律神經失調及「截癱」，但其中最大的差別在於「截癱」的區域會有所不同。一般來說，如果是發生在頸椎脊髓壓迫所造成的「截癱」，通常屬於全身性的癱瘓，而發生在胸椎脊髓壓迫所造成的「截癱」，則是在壓迫節段以下的半身癱瘓。

　　此外，包括頸椎或胸椎的脊髓受到壓迫時，也可能使「本體覺」產生異常。簡單來說，就是平常當我們眼睛閉起來時，會清楚知道我們的四肢在哪裡，因此即使看不見，還是能控制我們的肢體，例如用手將食物送進嘴裡、把腳平舉到 90 度位置等……但如果是脊髓受到壓迫或損傷的人，則會釋放出錯誤的訊號給大腦，使本體的感覺產生錯亂，例如患者會感覺自己的骨盆是歪斜的，覺得自己走路有長短腳的問題；但以正常人來說，其實很難會發現自己有骨盆歪斜的問題，或是請患者閉上眼睛，做出將手平舉的簡單動作，但他可能會舉得過高或過低，這就是脊髓受到傷害時所可能產生的一種警訊。

胸椎的治療原則

　　由於胸椎部位大於頸椎，徒手按壓的方式，由手指改為掌側。主要應注意操作於正確部位，以免可能施力位置不對造成肋骨受傷。而針對胸椎壓迫治療時，要特別注意的是「黃韌帶鈣化」的患者，這類患者的椎管後方因鈣化而長骨刺，而且脊髓神經是在韌帶前方，因此骨刺就會從後方壓迫到神經部位，也就是一般所形容「芒刺在背」的感覺。治療這種患者最為棘手，因為在進行徒手治療時，很可能會將骨刺朝向脊髓方向按壓，反而更加危險，因此一般會建議進行手術治療的方式，除非病患不願意選擇手術方式，那就必須交由非常有經驗的徒手治療師，才能以安全、純熟的手技舒緩疼痛現象。

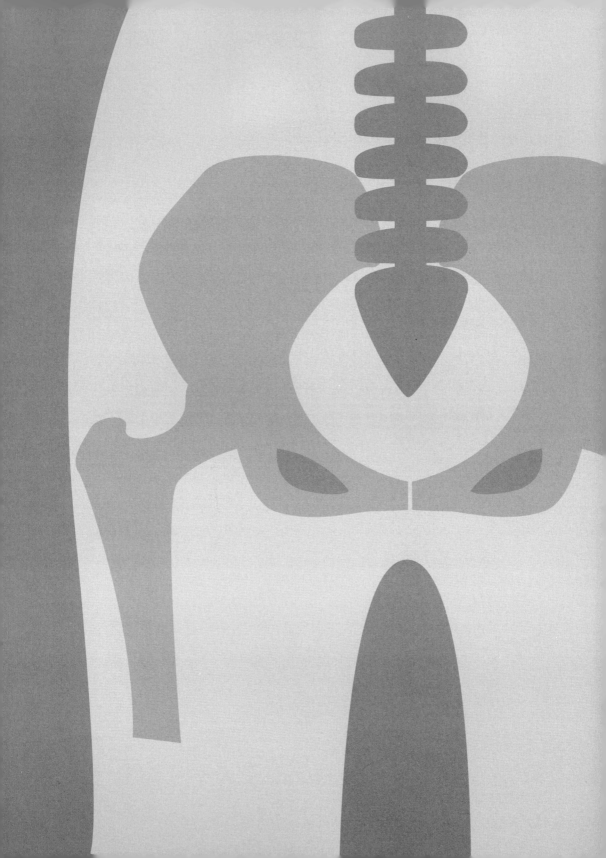

chapter

4

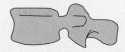

椎間盤已經突出
該怎麼辦(二)
——腰椎篇

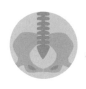

腰部硬膜痛時期的症狀

　　腰部椎間盤突出初期的硬膜痛表現，可以分為急性發作期的「閃到腰」；也就是在一段時間內，經常容易閃到腰的人，就要特別留意。另外還有慢性期的「腰痠背痛」症狀，它有兩個明顯特徵，一是早上起床時會感覺腰背部特別僵硬，經過一陣子的活動之後才會舒緩許多，但每天周而復始；另一個特徵是久坐腰部就會有痠痛感，而且剛站起來時更加疼痛，必須像老人家一樣盡量放慢動作，如果以上兩個症狀都有的人，通常罹患腰部椎間盤突出的可能性可謂八九不離十。

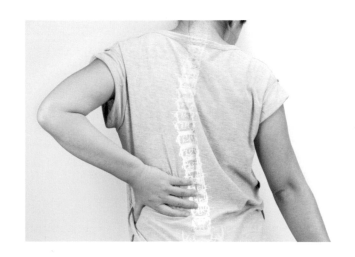

腰部神經根疼痛時期
的舒緩與治療

　　腰部的神經根疼痛也就是俗稱的「坐骨神經痛」，坐骨神經是沿著腰椎一直通往大腿、小腿部位的神經，因此當腰部脊椎的哪一節受到壓迫時，就會產生相對應區域的疼痛。例如壓迫到第四節腰椎，就會產生小腿內側疼痛；第五節腰椎壓迫則是小腿外側疼痛，這兩節腰椎的椎管空間較小，因此是椎間盤突出最顯而易見的好發部位。

　　而腰椎的第一、二、三節如果受到壓迫，出現不舒服的症狀時，通常會較為嚴重，因為這三節的椎管空間較大，表示椎間盤突出也很大，所以才會壓迫到其中的股神經。這個區域的疼痛對應位置會出現在大腿前側的部位，甚至延伸到髖關節一帶。不過，這個位置的治療方式要特別小心，千萬不能進行較激烈的按摩或推拿，否則很可能反而造成椎間盤的破裂。

　　神經根疼痛時期的治療重點，主要以減輕椎間盤的壓力、還有脊椎整體排列的調整，以及將骨盆調整到正確的位置等方式，也可以直接將坐骨神經拉鬆，如此一來，疼痛的症狀就能立刻減輕許多。

　　至於腰椎第一、二、三節股神經受壓迫的嚴重後遺症為大腿肌肉萎縮無力，而腰椎第四、五節坐骨神經壓迫的後遺症，則是小腿

肌肉萎縮無力,如果未積極治療,
將會無法正常走路。

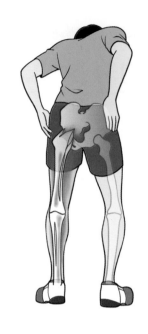

　　雖然因神經根受到壓迫而造
成腿部的肌肉萎縮,這個演變過
程通常需要好幾年的時間,但也
有發展極為快速的特殊案例。曾
經有一名本身就是醫療人員的患
者,在一個月內突然密集發生五
次閃到腰的情況,中間反覆休息
後好轉,但又再度發生,他最後
一次閃到腰時,是躺在沙發椅上
睡著了,醒來後就覺得腳麻,於是緊急入院檢查。由於過程發展太
快,曾一度懷疑有可能是腫瘤的問題;後來經核磁共振檢查發現,
是腰部椎間盤突出嚴重壓迫到神經所致,於是立刻安排手術。

　　從症狀發生到緊急手術治療整個過程短短才三、四天的時間,
結果行動力只回復了六成,經過後續積極的復健,三年之後才恢復
到九成,但因為神經受過傷反應力下降,因此還是無法快速動作和
行走。

　　從這個案例可以看出,椎間盤突出的嚴重與危險性,所以一旦
有相關症狀,千萬不可拖延,或是隨便聽信民俗療法,以免使得病
情延誤。

　　如果經常有腰痛或腿痛現象的人，提供大家一個簡單的自我檢測方式，稱爲「SLR 檢測法」：

1. 身體平躺，將臀部平貼於床上。雙腳先平放伸直

2. 一腳伸直平放不動。另一腳同樣伸直後，慢慢往上抬高。

3. 之後再測試另一隻腳，以同樣方式，換另一腳往上抬。

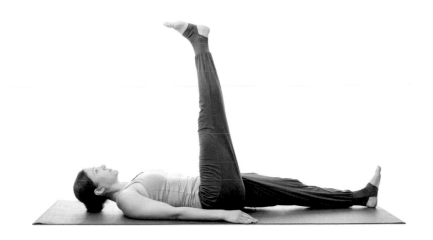

　　如果往上抬的腳都能夠到達 70 度表示正常，但如果只抬到 50度左右就覺得有緊繃感，甚至會感覺腰痛或腳麻，很可能就有腰椎的椎間盤問題。一般人會誤以爲是本身筋骨僵硬或肌肉緊繃的問題，但其實是神經緊繃所導致，建議還是應該就醫檢查，才能及早找出眞正的問題並且對症治療。

馬尾症候群 —— 火速就醫不能拖

　　腰椎第二節以下沒有脊髓，而是一根根呈散射狀如同「馬尾」般的神經根，如果腰椎的椎間盤突出壓迫到此部位的神經根叢，就叫做「馬尾症候群」。這是屬於需立刻緊急治療的急性症狀，因為**患者如果錯過 24 小時的黃金治療期，導致神經因壓迫而永久壞死，就可能因此造成大小便功能喪失、性能力障礙。**

　　當馬尾神經受到壓迫時，最明顯的症狀就是生殖器部位出現麻、刺、痛等不適感，而且這種疼痛通常會因姿勢改變而有所變化，除了平日就要注意避免過度彎腰提重物外，一旦有上述的症狀，就要立刻就醫，以免錯失治療機會。

坐骨神經示意圖

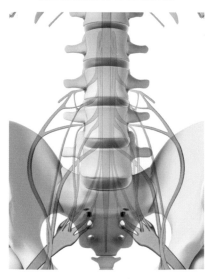

壓到不同的神經會在其相對應的反射區產生症狀，
因此可以據此找出壓迫神經的源頭。

椎間盤突出的就醫原則

手機、平板的流行，讓越來越多人加入低頭族的行列，不論是站著、坐著、躺著，甚至有人連走路的時間也不想浪費，時時刻刻都低著頭在滑手機，所付出的代價除了視力變差之外，各種像是頭痛、肩頸僵硬、腰痠背痛等現代文明病也會開始找上身。

萬丈高樓平地起，一切從腰開始

對於椎間盤突出不管是透過哪種治療方式，相信醫療人員最後都一定會提醒患者：「要保持正確的姿勢。」

「哪裡有問題，就改正哪裡」是一般人最直接的聯想治療。例如看電腦時習慣把脖子往前伸，造成所謂「烏龜頸」的人，就會想到要收下巴，努力把脖子縮回來；但這樣的作法，效果非常有限，而且會因為不自然的動作很辛苦，難以長時間維持，於是不久之後就會鬆懈放棄了。

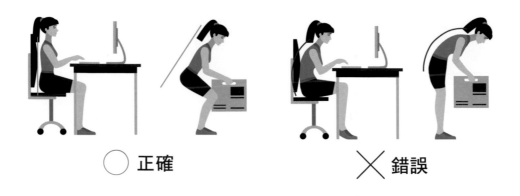

◯ 正確　　　　　✕ 錯誤

其實要讓脖子回歸到正確的位置，不是靠努力縮脖子，而是要把胸椎給挺直，這樣脖子自然就能恢復到正常的姿勢。再來就談到如何輕鬆把胸椎給挺直，關鍵在於要先把腰椎給挺直，大家不妨實際試試看，如果不挺直腰椎，而想要直接挺起胸椎，是有困難的？當腰椎挺直後，胸椎自然就能跟著擴展開來。所以，無論要解決的是頸椎、胸椎還是腰椎的問題，都不能只做局部的調整，而是整個脊椎都應該保持正確的姿勢。

技巧是**從與脊椎相連的骨盆開始稍微前傾，帶動腰椎挺起，如此一來胸椎和肩胛骨便可以伸展開來，這時頸椎就能輕輕鬆鬆回到正確的位置。**

及早就醫及早改善，切勿延誤黃金時期

前面有提到，椎間盤突出的症狀相當多元，也沒有較明確的典型症狀；例如椎間盤問題如發生於頸椎部位時，前期的表現可能是「落

枕」，發生於腰椎的部位可能是「閃到腰」，而這些都是被大家認為很常見的狀況。即使不到醫院就診，經過一、兩週的休息後，大部分的人都能自行康復，因此一般民眾很容易掉以輕心；就算相隔一段時間又再度發生，大家還是會覺得是因為自己睡姿不好、枕頭不對、動作不小心所造成的，而忽略了這其實是椎間盤突出的警訊。

置之不理接著，也許就發展成為長期痠痛的問題。若是疼痛的部位在肩膀時，或許會被誤判是罹患五十肩或是和肩膀相關的疾病；手肘部位就會讓人聯想到是網球肘、肌腱炎；發生在下肢如臀部疼痛則會誤以為是梨狀肌症候群；大腿、小腿疼痛最常想到的是肌肉拉傷，尤其疼痛現象是發生在運動過後，通常更讓人難以直接會與脊椎問題聯想在一塊。

如果是像上述所提到的肌肉、肌腱、關節等局部發炎的問題，在經過一段時間的復健、打針治療，理論上應該會有所改善，但若是持續治療都毫無效果時，就需要考慮可能是其他的問題。

有幾個方式可以幫大家做初步的分辨：

1. 椎間盤突出雖然有可能造成急性疼痛，但它和急性發炎現象不同，並不會在疼痛處產生紅、腫、熱的表現。

2. 由於椎間盤突出所造成的神經傳導方面的疼痛，是屬於持續性的疼痛，也就是無論動與不動都一樣會痛，而局部的發炎疼痛症狀，通常是在疼痛區域出力或活動時，會產生更加明顯的疼痛感。

3. 局部發炎疼痛的痛點一般是固定的，但椎間盤突出的神經痛有時位置會不太一樣，而且會隨著姿勢而改變，例如手部的疼痛可能因為頸部往不同方向轉動，使得疼痛感增加或減輕，或是原本的腳痛，會隨著身體朝向不同方向的扭轉而有所增減。

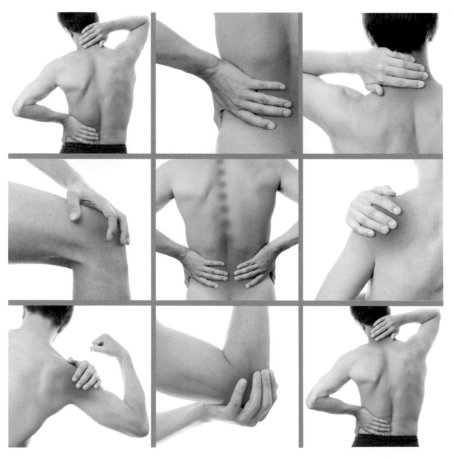

神經痛與關節痛、肌肉痛十分類似，經過詳細評估檢查後，找到病因，治療就會事半功倍。

導致椎間盤損害及加速退化較常見的三大原因：

1. 因外力撞擊而造成椎間盤扭轉、破裂。

2. 當負責進行水分和營養物質交換、幫助椎間盤與椎體吸收營養、維護健康的軟骨終板受到損傷時，會使椎間盤因缺乏養分和水分而加速退化。

3. 椎間盤是以滲透壓的方式進行水分和營養物質的交換，因此必須仰賴身體活動所產生的壓力變化，達到良好的滲透效果以維持健康，就好比濾網中的豆渣得用力擠壓，才能萃取出豆漿一般；因此久坐、久站等缺乏活動力的人，會讓椎間盤因缺乏壓力而難以利用滲透壓的方式，幫助水分和營養物質進行交換，導致退化速度相對較快。

　　由此可知，如希望維持椎間盤健康的理想生活型態，除了保持正確的姿勢以外，也要盡可能避免長時間一動也不動的坐著或站著，建議最好能養成每 30 分鐘到 45 分鐘就起身活動個 5 分鐘到 10 分鐘，像是走動一下、做個柔軟操都可以，但要注意伸展的動作得輕緩柔和，更**不要一下子就把身體扭轉、彎曲到極限，否則對椎間盤也會是一種傷害**。

　　大家可以把健康的椎間盤想像成一棵吸飽水分的植物，原本是既有彈性又有韌性，可以挺直又能隨意彎曲，而退化的椎間盤就像是乾枯的植物，癱軟無力且充滿無法癒合的裂痕，輕輕一捏就脆裂。因此請各位一定要記得，椎間盤是一個消耗品，它不同於我們身體

多數的器官，可以依靠血液輸送養分來做修復，一旦椎間盤開始退化，就邁入了一個不可逆的過程，即使靠營養補充也難以幫助重新生長與復原，只能及早做好保養和維護，來延長椎間盤的使用期限；而越能在症狀初期發現與治療，才可延緩迅速惡化所造成的嚴重傷害，盡可能避免無法挽救的後果。

懷疑自己是否已罹患椎間盤突出時，**有痠痛現象**的人，建議找**骨科、復健科**進一步檢查，如果已經**出現手麻或腳麻的現象**，則建議找**神經外科**進行檢查治療。

在這裡還要順便幫大家釐清幾個迷思：

有些民眾常以為局部發炎一定是急性症狀，所以會來得快也去得快，但事實並非如此。若是因為一個猛力、快速動作而造成的傷害，容易引發急性發炎，這時患部便會出現紅、腫、熱、痛的症狀，但也有一些發炎現象是因經年累月使用過度所造成，通常就需要較長的時間來復原。像是肌腱炎，主要是因為肌腱不像肌肉一般，有很多的血管，而血管較多的部位因血流量大，便有助於受傷時的癒合速度，相較之下，肌腱的循環就比較差，所以一旦發炎便很難快速修復，如果再加上不斷地使用，就更不容易痊癒了。而這點和神經發炎很類似，因此在診斷上有時也比較不太容易區分。

在診療時，我也經常遇到病患問說：「我平常又沒有打網球，怎麼會有網球肘？」其實這個名稱是因為好發於網球選手身上而得名，特別是在打網球反手拍的時候，當球落在拍面上時，會產生很

大的衝擊力道，而選手又得在同一瞬間出力將球給打回去，這時手肘就很容易因受到猛力的拉扯而受傷，引起急性疼痛。除此之外，例如從事餐飲業的廚師們，或是經常使用手部出力做事的人，也很容易罹患網球肘，所以網球肘也有急性和慢性發炎之分。

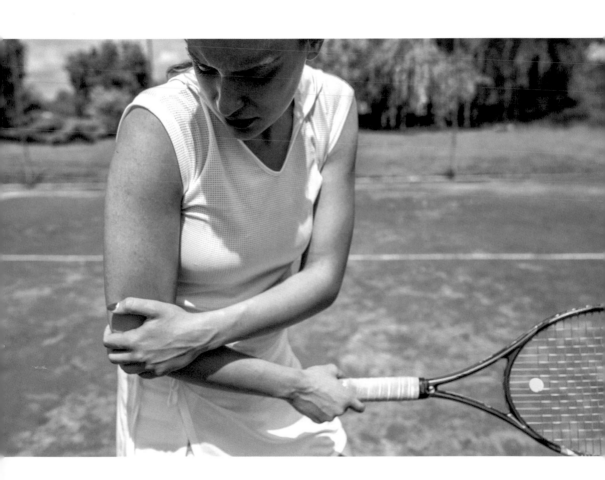

不要道聽塗說

「我以前就像你一樣，後來我是吃了╳╳藥、做了╳╳運動、買了╳╳後就好了，你也應該試試看。」要小心這樣「好心反倒壞事」的建議很危險，畢竟每個人的病況和原因未必相同，沒有經過專業醫師的檢查與判斷，就隨便聽信、採用各種偏方，有可能使病情延誤，甚至令病況更嚴重棘手。

還有網路的發達和普及，讓資訊傳遞變得極為簡單，但同時也相當紊亂，網路的知識往往來源不明，讓人難以辨別真假對錯。**其中最離譜的行為莫過於生病不到醫院找醫師，而是上網找資料，利用網路資訊，自我診斷疾病，甚至因而聽信誇大不實的廣告或接受不當醫療行為。**特別是椎間盤已經出現問題的人，有很多動作是不適合做的，如果盲目依照他人或網路上的建議，以為可以自行利用某些運動方式或動作來改善椎間盤突出，要當心可能反而越做越糟糕。

要了解自己的健康問題，第一步絕對是前往醫院請醫師做出專業判斷與建議，確定病況之後，如果想要更進一步深入了解與疾病相關的知識，再自行透過專業醫療機構的官方網站獲取正確的資訊，這樣才是較為安全和對自己健康負責任的作法。

大家一定要知道，任何涉及醫療的行為，都必須是經由政府衛福部所頒發，領有合格醫學證照的專業醫療人士才能夠執行，隨意讓沒有受過完整醫療訓練的密醫進行診斷治療，就等於是拿自己的生命安全當作賭注。

要有耐心的信任你的醫師或物理治療師

我常遇到不少病人，來找我時抱怨說：「看過很多醫師都沒有效。」我很能體會任何人在生病時，一定都希望能藥到病除、迅速康復，但有些病情痊癒所需的時間原本就比較長，何況每個人自身的復原能力也各不相同，所以有些病人就會確認為一切都是醫師的問題。

遇到這樣的病人，我都會先問：「那你之前治療過後，感覺有沒有好一些？」通常對方的回答總是：「有好一點，但就還是會痛啊！」或是「一開始比較不痛，但經過幾天後又開始痛起來。」這表示治療後的確有改善，所以有幾天是不痛的，但病人只在乎最終的結果，中間好轉的過程並不重要，或是太過著急，覺得沒有一次完全治好就表示這個醫療沒有效，因而對醫師產生了不信任感。

正確的就醫觀念，是明白任何疾病治療都需要經歷一段或長或短的療程，因此病患應該多一點耐心並且相信配合治療，當做完治療之後，改善的時間有慢慢變多，就表示這個治療是有效的，否則太過心急只求找到一個速效療法，而一直不斷換醫師，反而會浪費更多時間和醫療資源；因為每到一個新的醫院診所，所有的檢查都得從頭來過，等於一直在初診的階段原地踏步。

最重要的是，乖乖聽從醫師的建議，才會幫助病情好得更快。

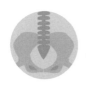

正確的認識脊椎手術

脊椎手術通常有一定的風險與後遺症，所以會讓不少病患感到擔憂，擔心不成功反而造成癱瘓，但有些病況實在嚴重到一般的保守治療方式也無法醫治時，也唯有手術治療一途，否則延誤病情，復健之路會更加困難，這也再次突顯及早把握黃金治療期的重要性。

在進行脊椎手術前，醫師和病患一定要做好充分的溝通與討論，例如脊椎需放置植入物的患者，醫師應該事先告知，在手術後可能會有異物感，讓病患在心理狀態上有更完善的準備。

像是曾有一位做完脊椎手術的病患跟我說，醫師在開刀前就提醒他，手術過後可能還會持續三個多月的痠痛感；原因是這位病患原本就有很嚴重的駝背問題，因此醫師趁著幫他做骨刺切除手術時，同時幫他把脊椎固定在正確的位置，原本彎曲了三十多年的脊椎，一瞬間被拉回挺直的狀態，一時半刻當然會很不習慣，所以有痠痛感也是很正常的。

所幸醫師在手術前有詳細告知病患，讓病患做好心理準備，才沒有對於之後的痠痛感產生疑慮，經過三個月後，病患的痠痛感果然也就自然消失了，因此讓那位病患對醫師的高明醫術嘖嘖稱奇。我想這就是醫師和病患在手術前，有進行良好溝通的最佳案例。

而脊椎手術常見的後遺症之一，是會造成治療部位以外的脊椎

負擔增加，所以病患要懂得注意減輕對脊椎的負擔，可別以為做完手術之後就無後顧之憂，如果還是持續以往對脊椎的壓力性動作，或是用力過度，就會促使新一波的脊椎退化問題發生。

另一個脊椎手術的常見後遺症，是手術後產生的疤痕組織，若沒有經過良好的復健，會使周圍區域特別緊繃，一旦使用過度就容易造成發炎；因此通常術後會建議進行徒手治療，盡量讓這些疤痕組織的筋膜能夠放鬆。

為什麼要先做徒手治療再運動？

有好的肌力，可以幫助脊椎維持正確姿勢、不容易駝背，但如果已經有駝背的問題，再來練肌力就於事無補；已經呈僵硬、變形狀態的脊椎，這時光靠運動鍛鍊肌力是拉不回來的，反而更容易造成運動傷害。應該先把脊椎調整到正確的姿勢，再來鍛鍊肌力是比較有效的作法。

所以會建議先以徒手治療的方式，達到：

1. 讓僵硬的脊椎放鬆。
2. 幫助椎間盤減壓，以預防運動傷害。
3. 矯正脊椎回歸正確的位置。

之後再靠運動增加肌力以幫助姿勢的維持，才是恢復脊椎健康的正確步驟。

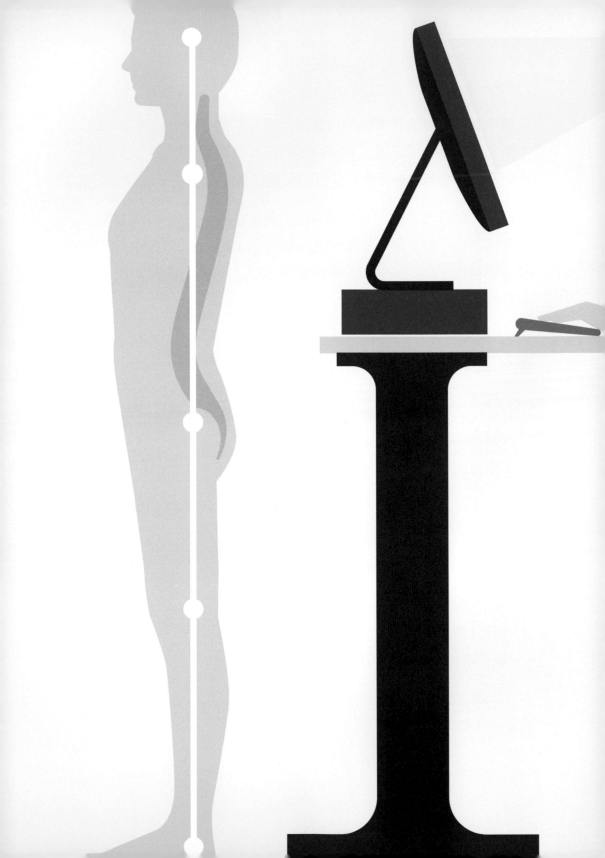

chapter

5

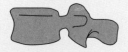

檢視自己的
姿勢與知識

什麼是正確的姿勢

　　無論是站、是坐還是躺著時，保持正確的姿勢只有一個要點，就是要讓脊椎挺直，維持它原本的 S 型曲線，但是要時刻讓脊椎維持在挺直的狀態並不容易，除了靠肌力的輔助，還要靠意志力。

　　以我自己為例，我的意志力來源是出於恐懼，因為唸書的時候我曾有一次不小心閃到腰的經驗，當時我連續痛了兩天都爬不起來；我馬上想起之前老師常說我姿勢不正確，可是都一直不以為意，直到那次受傷之後，讓我有所警惕，一想到如果我年紀輕輕就椎間盤突出該怎麼辦？於是我痊癒以後，就不忘時刻提醒自己要保持抬頭挺胸的正確姿勢，一開始覺得辛苦，但久而久之自然就養成習慣，即使現在上課一站好幾個小時，我仍舊可以長時間保持抬頭挺胸，因為我非常清楚椎間盤突出的嚴重與可怕！

● 站姿

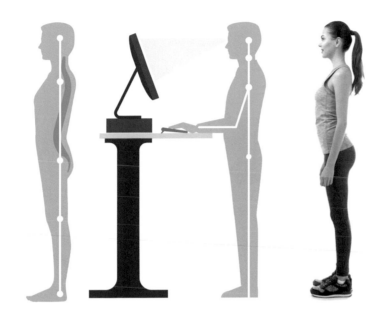

正確的站姿是從耳朵、肩峰到髖關節會呈一直線，胸椎不
過於太駝或太挺。

● 坐姿（坐辦公桌）

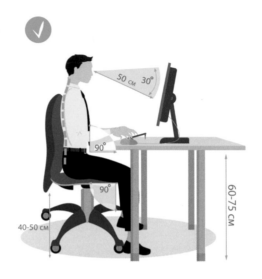

椅墊避免前高後低，否則容易造成駝背；椅背要有適當的
高度和曲線，才能夠讓背部維持正確的姿勢。

● 躺姿

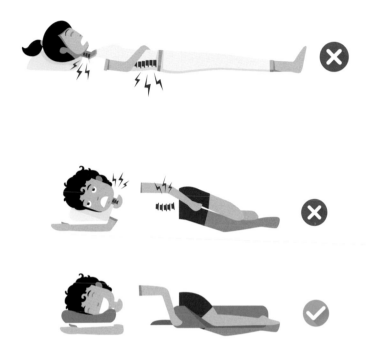

仰躺時，應注意枕頭高度適宜，以免過高容易造成頸部
壓迫；側躺時，枕頭應配合肩膀的高度做調整，或是雙
腳間也可以夾個小枕頭，讓脊椎維持水平。

　　很多人曾經發生一覺醒來腰痠背痛的情形，通常第一個反應就
是怪床不對。在此要提醒大家的是，睡醒之後腰痠背痛，不見得是
床的問題；床是用來平躺睡覺的，但有些人習慣在床上滑手機、看
書、看電視，這些不正確的躺姿，才是造成脊椎損傷的元凶。所以

說晚上睡的不舒服，其實是反映白天姿勢的不對；畢竟晚上睡覺就算有姿勢不雅的時候，但都是放鬆的狀態，時間也不長，反而白天姿勢不對，卻可能長達十幾小時。從起床盥洗到上班上課，晚上加班或看電視、用電腦，一直到睡前，如果很少保持好的姿勢，再加上這十幾個小時，多處於對抗地心引力的狀態，對脊椎的傷害自然就更大。

話說回來，如果這張床在躺下去時，就覺得全身沒有一個地方放得安穩，那或許真的該考慮把它給換掉。如果你問我：「床墊、枕頭該怎麼選，對脊椎最健康？」我的看法是，以**床墊**來說，**支撐力很重要**，所以我會建議**選擇夠硬的床墊**，像是坐在床的邊緣時，不會陷下去才算是支撐力足的床墊；要身體去配合床墊，而不是選擇一張會配合身形的柔軟床墊。所以不論是彈簧床還是獨立筒，請先坐在床沿，不會立刻陷下去的，才能夠在上面躺個幾小時後，床墊不至於凹陷太多；反過來說，如果坐下去的當下就凹陷了，那麼躺上幾個小時後，就會凹陷得更多，使得脊椎過度彎曲。試想，我們白天已經駝背了十幾小時，如果連睡覺，脊椎也都維持駝背的曲線，當脊椎 24 小時都保持彎曲的狀態，怎麼可能不感到壓迫、不會變得僵硬呢？

那如果是睡在地板或木板上這種硬梆梆的平面呢？其實也沒有什麼不可以，有的人睡了不舒服，是因為自己某些地方的骨突被壓到痛。而骨突會被壓痛有兩個因素，一個是骨突處本身有發炎，或是關節跑掉（這是比較通俗的講法），所以壓到會痛；另一個就是

駝背，使得骨架變了，睡到硬床自然壓到會痛。

　　至於枕頭的部分，如果脊椎是健康的狀態，只要躺得舒服的枕頭都沒有問題，不過**枕頭一定要能墊到胸椎的第一、二節部位**，所以幅寬要足夠，特別提醒的是，如果選擇曲線型的枕頭，就要注意其曲線是否符合我們的脊椎，畢竟每個人脊椎的弧度不同，這一類的市售產品未必能適合每個人，建議在購買、使用之前，最好先徵詢醫師或物理治療師的專業建議。

　　在正常的情況下，一覺睡醒之後，如發現身體有不舒服的情況，通常是反應我們白天姿勢的不正確，而不見得是床或枕頭的問題；同時枕頭、床墊也無法有效改善疼痛的問題，特別是已經變形的脊椎，即使是買再好再貴的床墊、枕頭也無法將它調整回來。因此不要花冤枉錢在無法真正解決病痛的地方，當你已經無法保持正確的姿勢，就應該接受專業的治療。

脊椎的「歹路不可行」
——各種壞姿勢的介紹

記得「破壞的速度永遠大於建設的速度」，好姿勢要花一輩子的時間去維持，壞姿勢一下子就能讓人痠痛纏身！

● **學生常見壞姿勢**

躺著看書

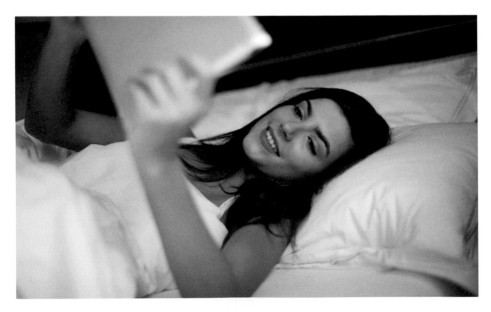

床上各種常見的不良姿勢

● 老公常見壞姿勢

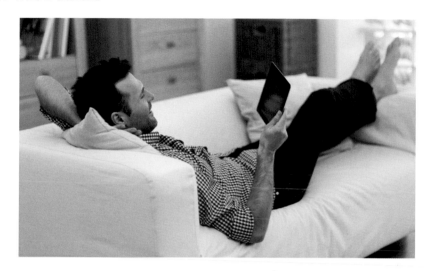

斜躺在沙發上看電視

● 老婆常見壞姿勢

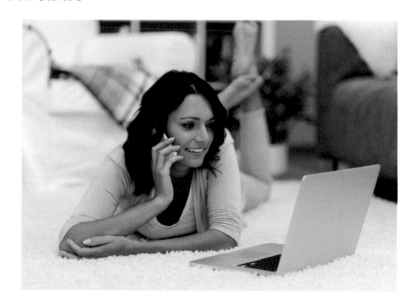

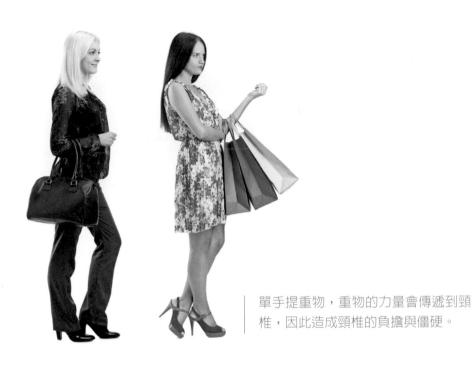

單手提重物，重物的力量會傳遞到頸椎，因此造成頸椎的負擔與僵硬。

● 運動員常見壞姿勢

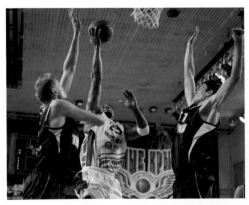

籃球上籃假動作時，運動員眼睛會一直盯著球看，容易造成頸部的運動傷害。

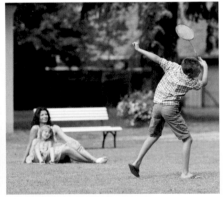

打羽球時，身體會持續朝同一個方向扭轉，因此容易造成脊椎的失衡。

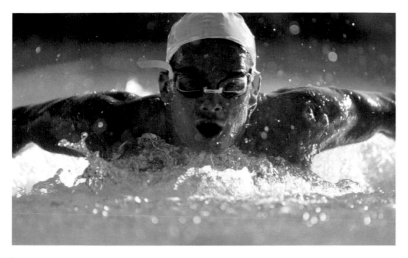

在游泳換氣時，因需要不斷將頭抬離水面，容易造成頸椎的使用
過度，因而增加肌肉骨骼系統的壓力。

● 上班族常見壞姿勢

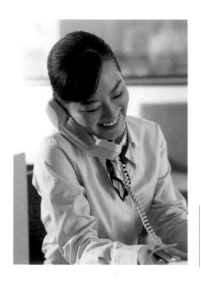

用肩膀夾著電話，這時頸椎必須向肩膀傾斜，
會使肌肉持續過度用力收縮，而造成椎間盤
壓力大增。

各種不適當的出力方式介紹

長時間久坐一族

電腦工程師、文字工作者、電腦繪圖人員等這類得長時間坐在電腦前面的工作人員，腰痠背痛的機率通常比一般人來得高，原因是長時間維持固定的坐姿，會讓腰椎承受很大的壓力，也等於是在訓練腰椎兩旁的肌耐力。

我們可以試著觸摸自己背部的脊椎骨和周邊肌肉，在正常的情況下，會摸到一節一節的脊椎，而脊椎兩旁應該是平坦的長條型肌肉，但如果摸到脊椎兩旁有明顯隆起的肌肉，使得脊椎如同陷入肌肉當中，而且就連趴著的時候，隆起的肌肉也非常明顯，這種人十之八九都有腰背痠痛的問題，這是因為肌肉張力過大，而造成脊椎的壓迫所致，同時也增加了椎間盤突出的風險。

若是想解決這種問題所造成的腰背疼痛，光是一般的舒壓按摩，或直接進行椎間盤治療效果其實都相當有限，反而是要先進行脊椎周邊肌肉的放鬆軟化，之後再進行治療，才能真正減輕脊椎的壓力。

但要提醒，肌肉的軟化放鬆，不代表肌肉量的消失，所以最終

還是要改變久坐得習慣，並給予適當的休息和伸展，讓背部的肌肉不再被強迫「鍛鍊」變得過於僵硬，才不會繼續造成對脊椎和椎間盤的壓迫與傷害。

產後婦女

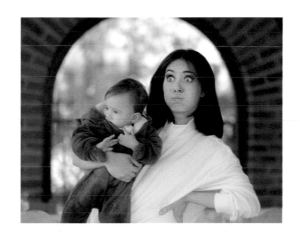

剛生產過後的媽媽，便要開始忙著照顧寶寶，像是抱著寶寶餵奶、洗澡、換尿布、哄寶寶睡覺，這些工作經常都得長時間彎著腰，如果姿勢不正確、缺乏足夠的支撐力，很快就會引發媽媽的腰痛問題。

建議採取較省力的方式，例如：注意彎腰的幅度不要太大，或是彎腰起身抱起寶寶的動作不要太快，這樣才能避免腰部拉傷。而餵奶的時候要經常變換一下姿勢，或是請家人輪流協助照顧。最重要是讓心情保持輕鬆，避免太過焦慮疲勞，記得要先擁有強健的身體，才有能力好好照顧寶寶！

各種不良的姿勢，會同時造成骨盆的歪斜和脊椎傷害

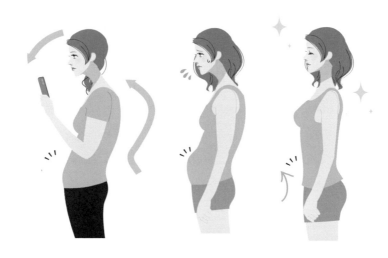

　　長時間駝背就容易造成**骨盆後傾**，因為腰和骨盆的動作是連帶關係。大家不妨嘗試看看，有沒有辦法只扭動腰而骨盆不會移動，或是只動骨盆而腰可以固定；如果有人可以做到，那就太神奇了！所以當我們彎腰駝背的時候，骨盆也會隨之傾斜，而骨盆如果長時間維持後傾的角度，腰椎自然就沒有辦法挺直。

　　而除了經常彎腰駝背容易造成骨盆後傾之外，背部挺得太直也不行。像是要求門面、儀態端正的櫃檯服務人員，常常必須上半身保持挺直的坐姿，或是長時間穿著高跟鞋站立，都很容易造成**骨盆前傾**，使腰椎承受過大的壓力，讓脊椎和椎間盤提早退化。

胸椎也是一樣，如果沒有保持抬頭挺胸的正確姿勢，久而久之，頸椎自然也會跟著移位變形。

另外還有各種常見的不良坐姿，包括喜歡盤腿坐的人，也容易形成彎腰駝背和腿部肌肉僵硬的問題。長途駕駛和辦公族一樣，經常得長時間保持同樣的坐姿，尤其駕駛座比起辦公桌的空間更有限，更加難以活動伸展。另外，機車通勤族也要注意，主要是因爲台灣路面坑洞多，騎在凹凸不平的路面上，會感覺特別顛簸，而震動太劇烈就易造成脊椎的撞擊，所以建議機車族要小心慢騎，盡量避開路面的坑洞，預防對脊椎造成衝擊傷害。

由此可見骨盆的平衡與穩定和脊椎健康有著不可分的重要關聯，因此我們在進行脊椎矯正的同時，也得做骨盆的矯正，才能夠真正達到減輕腰椎部位的椎間盤壓力。只是不少病患常在有感覺腰痠或腰部僵硬時，因爲症狀不是發生在骨盆的位置，所以很容易忽略問題。加上若還沒有造成椎間盤突出的壓迫性疼痛感，更會讓病患掉以輕心，認爲腰背的痠緊僵硬只是常見的小毛病，按摩一下就能解除；實際上，一點療效也沒有，如果姿勢也沒有因此改善，最終只會任由病況持續惡化下去。

生活中常見的行為，也可能在不知不覺中危害脊椎健康

生性容易緊張的人，全身緊繃僵硬是他們最常展現的肢體語言，例如因爲緊張或害怕不安的心理情緒，所以長期一直站或坐得

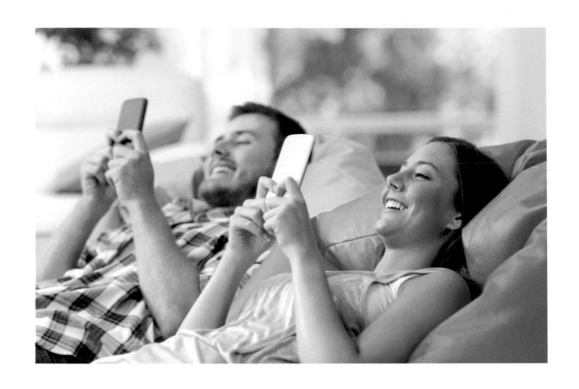

直挺挺、過度聳肩、低頭駝背……這樣的壓力就會反映在頸椎、腰椎的椎間盤部位。

最常見的就是坐在辦公桌前，眼睛緊盯著電腦螢幕的上班族，還有喜歡捧著筆電、平板、手機的 3C 愛好者，因為注意力都放在眼前的事物與畫面上，為了看得更仔細，脖子自然而然就一直往前越伸越長，等到有自覺時，肩頸早就痠痛僵硬得不得了。

前面提到的大多是動也不動的人，最容易造成的脊椎危害。那麼愛運動的人應該就都很健康吧！還是要提醒，運動雖然好處多，但對已有椎間盤問題的人，有些會造成脊椎壓迫的運動還是要格外注意小心。

例如現在很夯的核心訓練和重訓，這兩種運動主要是在鍛鍊與強化肌肉的生長，但如果已經是罹患椎間盤突出的患者，通常在做了太多的核心訓練或重訓時，反而會使痠痛的感覺更為明顯，主要是因為脊椎周圍的肌肉太有力了，或是肌肉張力太高，會給脊椎造成壓力，甚至將椎間盤擠壓出來，所以應特別注意。

另外，還有像是身體前彎趴騎自行車、深蹲等，這類型身體重心集中在一個部位的運動方式，也未必適合椎間盤突出患者。建議患者為了避免造成運動傷害，在從事運動訓練前，最好先請教醫師或物理治療師的意見，在運動過程中最好也能有教練專家的指導。但無論如何，身體的狀況自己最知道，如果在進行運動時，感覺反而更加不舒服時，就應該立即停止，千萬不要勉強鍛鍊，以免帶給身體更嚴重的負荷與傷害。

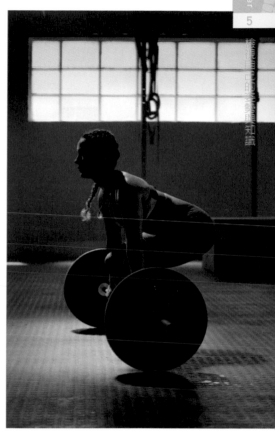

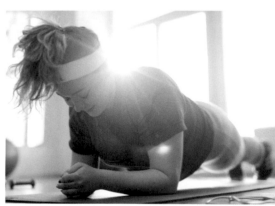

建議有椎間盤退化或突出問題的人，應選擇和緩的運動，例如水中走路就是一種既簡單又能達到運動效果的訓練方式，因為水的阻力是空氣中的 14 倍，在水裡訓練肌耐力和身體穩定性，也不會對脊椎關節造成負擔。還有一些簡單的伸展拉筋動作，也可以幫助肌肉放鬆，同時加速血液循環，是最簡單便利的痠痛舒緩方式。

　　除了上述的動態活動之外，如果每天下午可以平躺休息 30 分鐘，同樣也能有效減輕脊椎壓力、迅速恢復活力。但是要提醒上班族，盡量避免趴在桌上午睡，因為這種趴在桌上的姿勢會給脊椎造成壓力，甚至有可能會越睡越疲累喔！

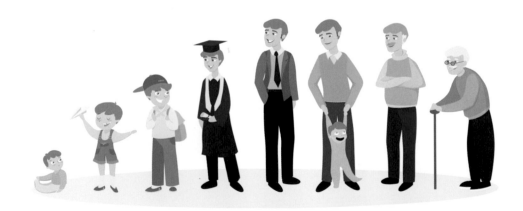

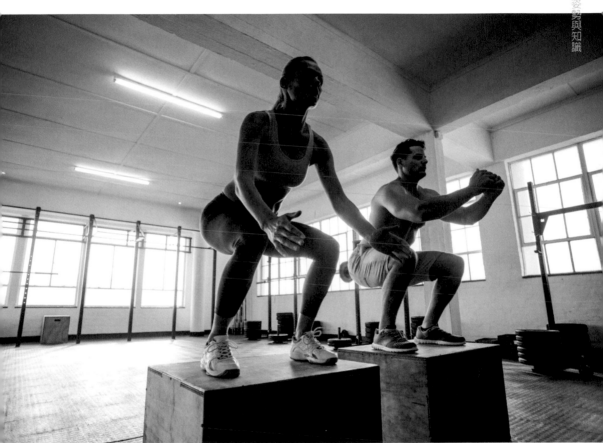

運動不傷身的指導原則

　　任何運動都要保持一個平衡的狀態，不要迷信哪種運動最好，能夠以客觀的態度，懂得傾聽身體的反應才是最重要的。在運動時要以自己可以做到、不勉強、不引起疼痛的程度為原則。做完之後的感覺是輕鬆愉快的，就是適合自己的運動。但如果做完之後，會覺得身體反而更痠痛、僵硬或有其他不適感，就可能表示這個運動不適合你，或是運動過度了。

　　而有脊椎問題的人，運動前一定要徵詢專業醫師及物理治療師的意見。特別是在**疼痛急性期**時，**有四種運動不建議做，包括瑜珈、重訓、跑步和游泳**。其中重訓、跑步和游泳是因為運動強度較高，容易造成脊椎再次損傷。而瑜珈是因為其中有太多伸展動作，很難明確指出哪個動作適合、哪個動作不適合，尤其是極度的伸展動作，對椎間盤恐怕也會造成過度的壓力，因此不建議。

什麼是合適的椅子

以維持正確坐姿來說，除了特別強調人體工學的椅子之外，大部分的椅子設計都是前高後低，所以都不合格，這樣的設計會讓人坐上去時往後倒，覺得與腰部貼合的坐椅很舒服，給人一種感覺是被椅子包覆支撐住的假象。但其實這種椅子坐上去會將所有的重力都落在骨盆和腰椎上，讓腰椎形成一個陀彎的姿勢，當脊椎往前彎時，椎間盤就會向後突，所以坐得越久越容易痠痛，但很多人不能理解，認為「我明明坐得很輕鬆，都沒有用力，怎麼還會腰痠背痛呢？」事實上，那個痠痛感不是來自肌肉，而是被椎間盤壓迫的神經所產生的痠痛。

能幫助脊椎挺直的椅子，應該是前低後高，這樣臀部就會自然被頂起來，而腰才有辦法輕鬆挺直。如果椅子的坐墊沒有前高後低的設計，至少也應該盡量維持在水平面，坐起來才會更舒適。

武士坐姿

看完前面所介紹的合適的座椅後，一定有不少人心裡 OS：「但我家裡的椅子都是前高後低啊！總不可能叫我全部都換掉吧，那該怎麼辦？」因此，我們可以藉由調整自己的坐姿，來解決這個問題。

127

當我們坐在椅子上時，不要直接坐到椅子的最深處，而只是坐在椅子二分之一的位置，將兩腳打開至比膝蓋還要寬，腳跟收在膝蓋後面一點的位置，這樣一方來可以幫助骨盆往前傾，身體的重心還可以藉由髖關節分散至腳底，讓雙腳來協助支撐身體的重量，而不是光靠腰部來支撐。這樣我們的上半身也就自然能夠挺直，更輕鬆且長時間維持這個坐姿，即使是對小腹較大的人來說，這個坐姿也很舒服而且輕鬆許多。想像一下，這種雄赳赳、氣昂昂的模樣，如果再配上一把武士刀，是不是很像日本武士？所以才會稱它為武士坐姿。

　　如果腰背肌力不夠的人，可能會覺得用這個姿勢還是很難長時間維持，我再教大家一個被動式支撐方式非常簡單。就是利用符合自己身形的小抱枕，或是直接用大毛巾或小毛毯捲成圓筒狀，墊在我們平常腰部繫皮帶的位置，它能給腰部提供很好的支撐力，讓你輕鬆維持好坐姿。

胸椎保健運動

● 旋轉

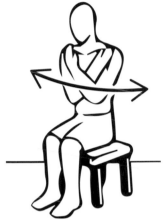

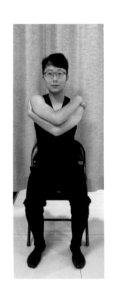 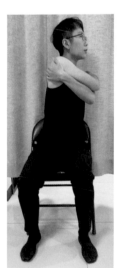 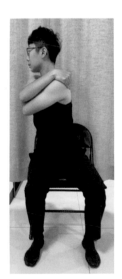

胸椎柔軟操：呈坐姿，雙手抱胸向一側反覆扭轉約 10 次，再換邊進行。

● 彎曲

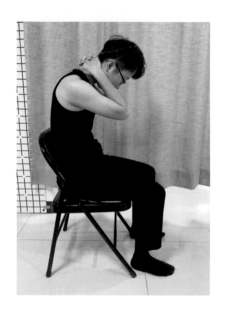

坐姿彎曲：上背部伸展：呈坐姿，雙手環抱後頸，向前彎曲停留約 10 秒，反覆練習 10 次。

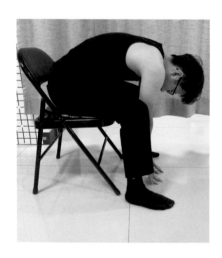

下背部伸展：呈坐姿，雙手放於兩腿間，身體盡力向前彎曲停留約 10 秒，反覆練習 10 次。

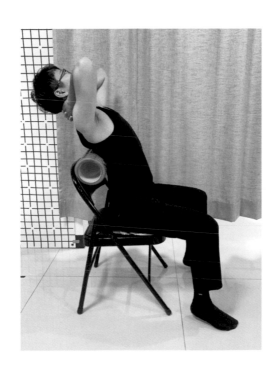

坐姿後仰：減少駝背：呈坐姿，雙手環抱後頸，利用椅背作為支撐向後仰，停留約 10 秒，反覆練習 10 次。

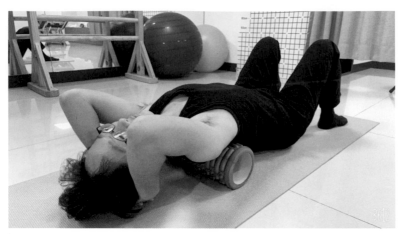

躺姿後仰：擴胸運動：呈躺姿，將捲起的毛巾或滾筒放於駝背高點，身體放鬆仰躺約 3 到 5 分鐘。

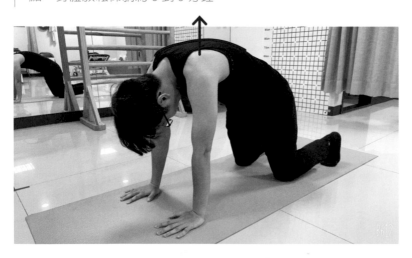

俯撐彎曲：背部伸展：手掌和膝蓋與肩同寬，身體與肩膀及髖關節皆呈 90 度，出力時將背部往上頂，停留約 10 秒，反覆練習 10 次。

小叮嚀

有頸椎問題的人，運動時可將雙手交叉放在頸椎後面，在做後仰動作時便可保護頸椎。

痠痛時的舒緩運動

想要緩解腰痠背痛的現象，可以透過一種稱為動作控制（motor control）的訓練運動，這種訓練可以重建深層脊椎、肌肉的正常控制，同時減低淺層肌肉的活性，幫助增加脊椎和肌力的穩定度。當身體保持在平衡的姿勢時，肌肉和脊椎就不會因為過度壓迫緊繃，而感覺不舒服了。

● 動作控制訓練

1.　雙手掌與雙膝俯撐地面，手肘略彎，使肩膀與臀部同高，背部與地面平行，頭頸向前伸展。
2.　肩膀大約與身體成 90 度，髖關節與身體夾角也大約成 90。
3.　左手臂緩緩向前平舉到與肩背同高，同時緩慢抬高右腳到與肩背相同的高度，停留 5 秒。
4.　回到準備姿勢，換成右手臂舉到與肩同高，同時抬高左腳到與肩背相同的高度，停留 5 秒。如此反覆練習 3 ～ 5 次。

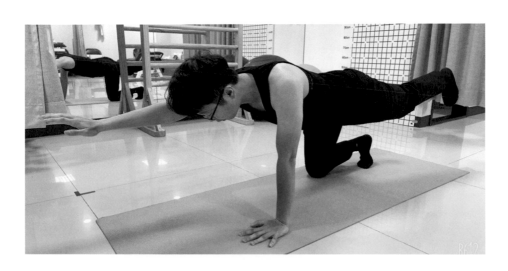

落枕發生時，要怎樣防護自己？

　　落枕是一種形容詞，通常用來形容早晨睡醒時，頸椎突然發生的僵硬和劇痛的症狀，這時頸椎很多動作都會受到限制，而且很痛，有時還會延伸到肩頸、膏肓的部位。至於發生原因很多，這裡暫不一一介紹，但是從字面來看，通常會怪罪是那顆枕頭不好，像是枕頭太高、太低或是不合頭型等。真正為落枕所苦的讀者們應該會發現，不論換了什麼樣的枕頭，要落枕還是會落枕，其實病因並不在枕頭上，而是白天姿勢或動作的錯誤，才會引起早晨的疼痛。

　　有的人睡到一半就痛醒了，調整一下睡姿，然後再睡下去，運氣好的，很快就不痛了，有的人則是越睡越痛，最後痛到睡不著。在此要告訴大家的是，發生落枕時，應該要怎麼照顧自己，才能好得快一些。

　　原則一　　**頭頸要多休息**，休息的方法就是**不要抵抗地心引力**，像是固定在某個姿勢不動，那樣反而更容易痛，通常進行簡單不費力的活動，那樣反而頸部會比較輕鬆舒服。

　　原則二　　**手要多休息**，特別是手部，要盡量不要出力，或是避免雙手在空中揮舞太久的動作，例如採購東西提著大包小包、抱小孩、打麻將、洗碗、炒菜、拖地板、曬衣服、用滑鼠、寫黑板……以免讓頸椎肌肉疲勞，使落枕的症狀更為嚴重。

原則三　**不要跑步**，因爲跑步時下肢的震動力會傳導到頸椎，平常我們不太會有感覺，但落枕的時候就知道，跑完會更痛，有氧運動也應盡量避免，如果眞的很想要運動，那就在操場上慢走就好，用逛夜市的速度來走操場就夠了。

原則四　**落枕的時候要多挺胸**，有助於頸椎壓力的平衡，加速復原。

原則五　如果落枕發生了，但又有推不開的公事或家事一定得處理，**建議使用頸圈保護**，不需要用太貴的商品，只要有固定效果就可以。但是先提醒大家，戴頸圈很熱，我曾試過戴頸圈睡覺，脖子熱到冒汗，而且還是在冬天的夜裡呢！

原則六　**舒緩的方式首推冰敷**，在僵硬疼痛的肌肉上進行冰敷，毛巾可以多墊幾層，不需要太冰，目的是可以冰敷得久一點，以「涼」敷 40 分鐘，有助於減低痛覺神經的活性、放鬆肌肉、抑制疼痛。若是冬天，就不要勉強冰敷，光是對抗寒冷就會讓肌肉更加僵硬了，所以天冷時建議熱敷，用微熱的「溫」敷 30 分鐘左右，以免燙傷。注意無論是涼敷或溫敷，敷料的重量要輕，才能減少頸椎的負擔。

以上是簡單的自我照護原則，最後最重要的建議，還是應該趕快就醫，不要找坊間非醫療的業者「喬」。其實有些嚴重的病情也是從落枕的疼痛開始的，只有正統醫療人員才知道如何區分，所以請找合格醫療人員諮詢才是最安全的作法。

揮之不去的頸因性頭痛

　　頸因性頭痛是最近流行的名詞。過去有很多人頭痛，痛了很久，怎麼也查不出問題，最後終於被醫界發現，原來頸椎有問題也會引起頭痛，而這種由頸椎引起的頭痛就稱作「頸因性頭痛」。然而頸部出了什麼樣的問題會引起頭痛呢？像是頸椎的椎間盤突出就很可能會引發頭痛，國際頭痛醫學會也發表過，上頸椎若出現動作異常、結構異常的情形時，就可能導致頭痛發生的研究報導。

　　頸椎大致可分為上下兩個部位，當姿勢不良時，往往會出現 forward head 的姿勢，就是整顆頭過度前傾。這種狀況便會出現下列幾點不良的影響：上頸椎，也就是後腦勺下緣會過度擠壓，於是枕下肌群會出現痙攣；下頸椎過度伸張拉扯，使椎間盤壓力過高，就容易導致椎間盤突出。另外，還可能會造成頸椎周遭的豎脊肌痙攣、上斜方肌（肩頸區域）的肌肉痙攣、臉部的咀嚼肌痙攣、頸椎關節位置偏移等問題。

　　要提醒大家，頭痛發生時不要輕忽，尤其是有經常性的頭痛症狀，應該就醫好好檢查是哪裡出問題，確定沒有腦部、血管及其他重症，像是頸因性頭痛就可以洽尋物理治療的協助，進行學理檢查和評估，通常就可以有效緩解頭痛的症狀。更重要的是，平常自己就要做好保養，頸因性頭痛才不會再度復發。

日常的保養方法可以用簡單的肌肉按摩，按壓在後腦勺下方或頸部側面的肌肉，並且做肌肉伸展，每回拉筋 10 秒，各拉 3 下就休息，一天分批做 3 ～ 4 回，安全又有效。

如果真的發生病變，請尋求物理治療師的專業幫助，針對肌肉粘黏、關節僵硬提供更深層、更澈底的治療。

［ 案例分享 ］

小車禍也可能造成大傷害

有一位年輕小姐，因騎機車不慎滑倒，當時天雨路滑又遇塞車，車速不快，時速才不過 30，不巧的是，她滑倒在一大片道路施工用的鐵板上，因欠缺摩擦力，一直撞到牆壁才停下來。

我接到她的緊急預約電話，得知她當時「不良於行」，於是請她先去醫院請醫師檢查。不過她還是決定晚上來看診，所幸足部其他的關節、韌帶經檢查後都沒問題，她的「不良於行」是因踝關節正前方處有一個因挫傷而產生的血腫，所以站立和行走時，會因為腳踝背屈壓迫到血腫而產生劇痛，基本上只要處理好血腫的問題，就沒有什麼大礙。

果然當我幫她消除血腫之後，病患一下床就立刻輕鬆許多，也可以正常行走，就在我覺得大功告成之際，真正的陷阱來了。那位

小姐接著悠悠的說，她感覺脖子也很痛。

爲什麼說是陷阱呢？**第一**，時間已晚，累了一天的腦袋不好使喚了；**第二**，這時容易一個輕忽，便陷入想便宜行事的「打發」情結──尤其是會整椎的人，認爲隨便整一下就可以解決的痠痛問題。但我還是堅持先檢查再治療的原則，主要是想確定頸椎有無問題，這一檢查不得了，頸椎前彎角度只有一半，左右側彎和旋轉角度大幅受限，後仰角度幾乎全無，而且伴隨著劇痛。再綜合幾個關鍵字：車禍、劇痛、顯著受限、終端感異常，雖沒有進行神經學病徵檢查（就算一切正常，也不可以掉以輕心，因爲後續的傷害可能會延遲而漸漸出現），我立刻請她去看醫師！

經桃園 A 大醫院神經外科檢查過後，診斷爲椎間盤破裂，她拿著 MRI 影像再回來找我，看過片子後，顯示她的椎間盤破裂，已經侵犯到椎管內，而且破裂的部分還往上「飄」，我介紹她去桃園 B 大醫院神經外科一位權威醫師再確認一次，這次醫師直接下了立即開刀、否則她將面對四肢無力的最後通牒，直言情況已到不能拖延的地步，後來患者接受了手術，工作及生活一切正常，事情總算是平安落幕。

現在我要講的那個陷阱：**椎間盤破裂**。如果當時沒有檢查，直接就操作整椎技術的話，是不是可能造成更嚴重的傷害，使得脊椎神經壓迫更嚴重、甚至直接送醫院急診都有可能？如果當時欠思考施行了整椎或運動到頸椎的其他治療手法，患者事後發現椎間盤破

了，這個責任可能就難以釐清了。即使車禍撞擊當下已經造成椎間盤破裂，但是當時沒有人知道，醫療診斷也沒有察覺，只知道頸椎有經過拉扯頓力的處理後，才發現椎間盤破裂；按訊息的出現順序來看，中間動頸椎的環節眞的嫌疑重大，如果造成誤會，也必定百口莫辯，舉證困難。

這個病例我並沒有眞正進行什麼治療，但以物理治療的專業及早發現了問題，阻止了可能發生的憾事，例如病患自行在家休息延誤病情，或被坊間非醫療專業亂處理弄壞了；這樣的病例告訴我們，患者群中包含著某些危險狀況，一定要留神，仔細評估，安全第一。再者是，不要小看摔車這件事，在不巧的時機和不巧的角度，就算時速只有 30，都可以造成這樣嚴重的傷害。

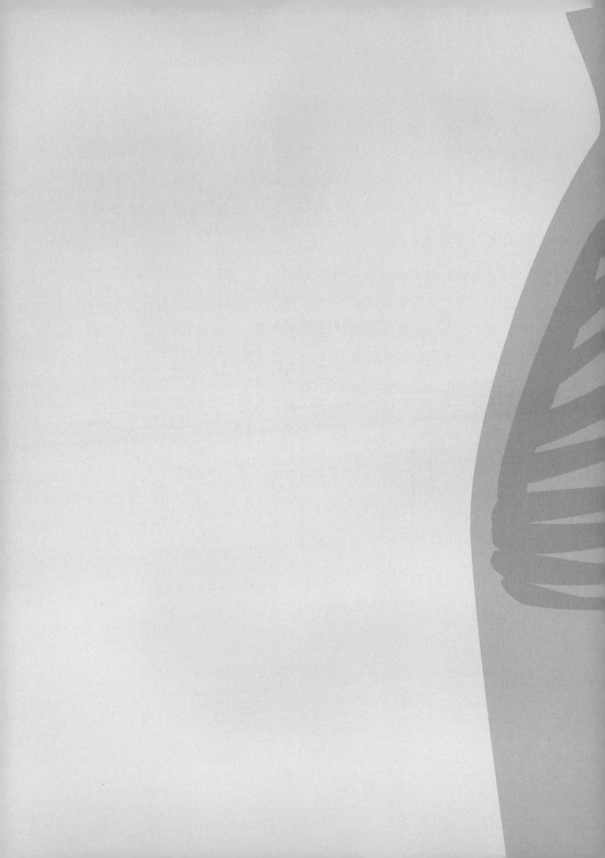

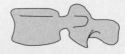

提早發現正確治
療，椎間盤突出
治癒有望

椎間盤突出治療一直是物理治療師努力的目標，我們有許多治療手法，可以消除腰痠背痛和手腳發麻，也可以透過**麥氏運動**（Mckenzie Exercise）將椎間盤「擠」回去，或是運用整脊技術可以把椎間盤「推」回去等，但是椎間盤到底能不能縮回去，一直是個不確定的議題。

　　我之前有位下背痛的病患，經核磁共振造影確定為腰椎第5節的椎間盤突出，占據了椎管空間的1/3，馬尾神經都被推擠到一邊了，所幸患者症狀只有單純的急性下背痛，並無神經學理上的症狀出現，如腳麻、無力或馬尾症候群等；面對如此嚴重的椎間盤突出，就不能使用整脊技術，以免造成椎間盤更加突出、甚至使破裂的風險提升，因此選用許多非常保守的徒手技術。而之所以選用許多技術，是因為嘗試了很多種方法，才終於找到適合這位個案的徒手療法，而過程中也無意間發現了各學派存在的真諦。患者大約二～三週後疼痛消失了，之後經過幾次的追蹤，後來患者認為既然不痛了，也就沒有再治療的必要。

　　神經外科醫師對於復健科的牽引療法和物理徒手治療，其實是存疑的，理由很簡單，椎間盤突出後，其材質已經產生變化，在椎間盤物質（纖維環和髓核）沒有減少的情形下，椎間盤是不會如此輕易拉得回去的，因其變「軟」了，就像「爛泥扶不上牆」一樣，或是即使扶上了牆，也一樣會掉下來。當椎間盤壓迫到神經之後，引起發炎反應，使疼痛加劇，這個發炎反應自然緩解時間大約需要一個月左右。而疼痛就舒緩了，恰巧也是腰椎牽引發生效果的時間，

因此，可以合理推測病人是自己好的，而非腰椎牽引的功勞。當然，這個邏輯也可以推想在任何病發後一個月內進行的治療，包括徒手治療，還有學者認為，病發後三個月內患者都有「自行痊癒」的機會，所以要證明某種療法有效，需要提出更為嚴謹，至少是能夠說服眾專家的證據。

所以曾有人提出一個觀點，如果病患的椎間盤突出發作已超過三個月，看遍群醫無效，直到接受某療法後快速痊癒，這樣可以作為有效醫療的證明嗎？這當然看起來是比較合理，但重點是醫療專業需要謹慎客觀地看待病人的病理變化，不能輕易下「定論」，也就是說，學術上是需要大量統計資料作為證明，光是少數的個案難以成定論，所以還是要強調謹慎為重。

再回到之前那位曾前來治療下背痛痊癒的病患身上，經過許久以後，有一天她又因為腰痛而前來掛急診。來看診之前，她已服用了三天的止痛藥都無效，才由旁人攙扶著進來，嚴重到腰部完全無法出力。算一算時間，離上次就醫恰巧相隔一年。這次的核磁共振造影發現，腰椎第三節椎間盤在前一年僅稍稍突出，這一年則顯著增加，大約占椎管 1/4 的空間，第四節椎間盤也比去年稍稍多一些，但同時也發現，原本很嚴重的第五節椎間盤突出則大幅減少，只剩少許突出，椎管空間和馬尾神經幾乎正常，多虧患者因病又拍了一張 MRI 可以拿來和舊資料對照，終於讓我親眼所見，證明徒手治療確實能有效改善椎間盤突出問題。至於那位患者，經過徒手治療一週後，疼痛已減輕五成，二～三週後結束治療。

就我的判斷，那位病患腰椎第三節椎間盤突出更大的原因，或許是姿勢不良、沒做運動或是沒有追蹤治療的結果，但是據患者本身的說法，她認為本來一切都好好的，包括可以長途駕駛、搬運重物等，直到睡在一張不舒服的床墊一個月後，於是才引發了腰痛。

但無論如何，腰椎第五節的椎間盤突出減少了，是這個病例中最令人雀躍的部分。過去，關於椎間盤突出的自然消減只存在於醫學文獻上，比方說腰椎的椎間盤突出，自然消減的比例和時間各有不同的發現，有學者發現六個月椎間盤就開始縮小，也有經過一年才消減的，有的研究中出現椎間盤消減的比例不高，也有的統計中發現高達七成多的患者椎間盤消減了，有的患者椎間盤縮小了30%，有人甚至達到完全消退的境界。

這些研究成果告訴我們幾件事：不是每個人都有機會出現椎間盤自然消減的情形，而且目前尚未清楚如何才能啟動椎間盤「自然消減」的機制，因此保守療法仍是值得期待的。既然有證據顯示椎間盤突出會縮小，就代表有機會痊癒，只要症狀還不到最壞，患者就仍然有治癒的機會，只不過療程長短因人而異，治療方法也因人而異。

在此也要提醒讀者們幾件事：

1. 有些症狀是不能拖的，不要自己決定能否等待，請詢問你信任的專業醫療人員。
2. 時刻提醒自己保持良好的姿勢。
3. 適當的運動與保養絕對是需要的。

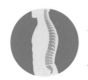

不當的前彎後仰動作，
小心讓椎間盤更突出！

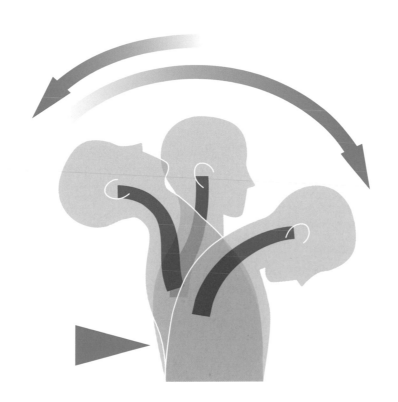

　　因為腰椎椎間盤軟骨突出而導致下背痛的患者，近年來有越來越多的趨勢，而且年齡層也越來越低。原因多半是姿勢不良，尤其長時間保持彎腰駝背的姿勢，使椎間盤長期受到擠壓，因此變形突

出，刺激到神經後產生劇痛或是長年腰痠背痛。

由於患者的「駝背」容易而引發椎間盤突出，所以長期在傳統的復健方式通常是把腰椎「向後折回來」，並且根據這個假設，發明了很多運動治療、姿態矯正與徒手治療的方法。這些療法看似很不錯，也幫助了許多病患恢復了健康。但久而久之，又開始發現新的問題，那就是並非所有的患者都適合這個假設。

有不少腰痛的病患向後仰時，可能會感到腰椎「卡卡的」，或是覺得腰更痛、更痠，甚至痠痛的區域會向腿部蔓延，於是又有學者提出一些可能性，包括小面關節卡住、脊突抵住、神經孔狹窄等。根據這些假設，又創造了不同的治療方法，也的確對減輕部分患者的病痛有所幫助，但顯然仍沒有辦法完全解決問題，因為還是有很多患者向後仰時會感覺疼痛。

隨著科技的進步，運用核磁共振 MRI 技術，可以清楚看到椎間盤突出的位置、大小、方向，提供醫師、物理治療師作為治療的明確參考依據，因此針對上述「向後仰」腰更痛的問題，便有學者、醫師想到，既然腰痛的病患是往後仰時最痛，為何不在往後仰的姿勢下進行核磁共振檢查呢？結果這一檢查可不得了，這才赫然發現「向後仰」也可能讓椎間盤突出更為嚴重的證據！

這個證據顛覆了過去一般的傳統觀念：腰椎向前彎會讓椎間盤突出來，而向後仰則會將椎間盤擠回去。其實不然，有臨床經驗的治療師應該早有發現，有些椎間盤突出的患者，向後仰時反而會越

嚴重，但因受限於傳統治療觀念的框架，因此成為治療上難以突破的瓶頸。

所幸，現在的徒手治療發展已經能與時俱進，結合高科技影像醫學的發現，擬定物理治療策略，再搭配觸診手感所呈現的組織僵緊度與結構異常，能讓治療的效果更快更好。

綜合來說，腰椎椎間盤突出是一種變化多端的病症，椎間盤突出，可能會發生於單側，也可能發生在中間，或是雙側都有可能發生，而且突出的程度有時很小，有時很大，症狀由僵緊、疼痛甚至刺麻、無力等都有可能。總體說來，此病徵極為多變複雜，不能單以疼痛程度來判斷突出的大小，因為每個人對疼痛的感受力不同，加上有些病症夾雜了神經發炎的情形，所以有時候很痛、但椎間盤突出很小，有時候不怎麼痛，但其實椎間盤突出卻很大，比較客觀的方式還是得經過評估檢查，才是最佳的方式。

我舉一個腰痛的病例：他是一位年輕男性，久坐會腰痛，但是站立行走更痛，幾乎走不到一分鐘，就會從腰椎、大腿到小腿都痛到需要坐下來休息，經過拉腰牽引與運動復健一段時間後仍無法獲得改善，所以來到本院。

經過一些理學評估及功能檢查之後，發現他有椎間盤突出的病徵，其中特別要注意的是，患者的「SLR 檢測」直膝抬腿角度只有30 度，合併從腰椎一路到坐骨神經範圍延伸的痠痛感，表示坐骨神經的張力極高，令人擔心是較大的椎間盤突出的現象，如果判斷正

確，這種病情治療的難度會很高，因為椎間盤突出越多，越容易有進一步突出、脊椎不穩定或容易破裂的情形，治療需要非常小心。接下來，看了患者的 MRI 光碟之後，顯示果真是一個大型的椎間盤突出，當然，大小的定義每個科別看法不同，同樣一個椎間盤突出，外科醫師有的認為突出不大，還不需要手術，但物理治療可能認為突出不小，治療上要特別小心。

這種大型的椎間盤突出，並不適合整椎技術，因為前面提到，病情本身有破裂的可能，就不能讓患者接受有風險的治療方法。

於是我們先採取安全性較高的關節鬆動術來治療，關節鬆動術一般來說，由輕到重分為四級，第一級是最輕的力道，專門用在發炎與急性時期，效果非常好。但這位病患很特別，連第一級治療都可能引發神經症狀，為了在不引發疼痛的情形下，給予最安全的治療能量，我們採取力道更輕的 0.8 級。

相信有經驗的物理治療師都知道，越輕的力量，其實越難做，用力壓誰都會，但是輕輕壓，每一下都壓得穩定、壓得到位，就不容易了。力道只要稍稍超過一點點，就會引發症狀，稍稍少一點點，效果就不夠；要在極輕的力道中去拿捏，就像是毫雕一樣細緻，過程中要非常的專注，所以累的不是身體，而是專注力。

關節鬆動術的技術看似輕微，但效果仍然是巨大的，不要小看這區區的 0.8 級，加上 CKT 技術後，病患當場症狀減輕，包括夜晚睡眠時疼痛感也減輕很多，第二天起床後疼痛更加輕微，就連走路

時也不痛了。

　　當然，如此嚴重的椎間盤突出，還需要其他徒手技術的搭配，比方骨盆減壓、神經與筋膜整合放鬆、脊椎力學平衡等，得依個案的狀況給予不同的組合治療。

*SLR檢測直膝抬腿角度不足是一個重要的警訊：如果腿抬高角度小於70度，通常代表坐骨神經張力較高。

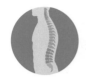

難以預料的「猛爆型」椎間盤突出

　　我有一位朋友突然發生腰部椎間盤突出，來得又猛又快，聯絡我的時候，表示腰部疼痛不已，下肢也有痛感，我從他的敘述中判斷，認為病情進展速度太快、怠慢不得，於是叮嚀他立刻去掛急診，但是急診部外科醫師幫他照了張 X 光，說他沒事，等隔天再掛門診就好。

　　想不到，當天他的腳就麻了，接著很快就連腳踝也抬不起來了。這下事情不妙了，從腰痛到腳麻，再到肌肉無力，病程進展太快，我當時推測可能是大規模的椎間盤突出，甚至一度懷疑是脊椎腫瘤的問題，但我沒對他說，一來因為還沒醫學證據，不該輕下猜測，二來我的朋友遇上這種情況，一定很緊張，不該讓我的推斷造成患者無謂的煩惱，一切還是等確切的檢查結果出來再說。

　　於是朋友週六急掛桃園 A 醫院照 MRI，得住院 2 天後才能排上，終於等到週二，檢查結果證實是一個巨大的椎間盤突出，不偏不倚直接壓到神經根。令人擔心的是，椎間盤這麼大，神經根被壓的動彈不得，時間拖久了，神經恐怕會出現永久性的損傷，即使椎間盤處理好了，壞死的神經也有可能將造成下肢動作永遠無法恢復。同時我也看到其他節椎管後方黃韌帶區域，疑似有骨刺增生造成椎管

狹窄的問題，範圍長達三節。但較令人放心的是，沒看到腫瘤之類的東西，著實鬆了一口氣。但無論如何，在這個情況下，時間急迫不能拖延，再經過桃園 B 醫院的脊椎外科權威醫師診斷，結果一致，我朋友必須立刻開刀，而且除了椎間盤突出要手術之外，連帶其他造成椎管狹窄的骨刺也要一併處理。

所幸手術很成功，我的朋友之後接受電療加上運動治療等積極復健，逐漸回復中。而這個病例最為奇特之處，就是它的進程非常的快，據患者口述病史，整個病發過程，是在一個月前，忽然發生閃到腰的狀況，不過約二～三天就好了，於是他也不以為意，接下來他打了一場壘球，就在揮棒的時候，腰部突然有被電到的感覺，當下他心知不妙，但經過活動之後，也沒有其他明顯不舒服的情況，還可以打完全場。只是接下來腰部開始感覺有些僵硬，像是在沙發椅上睡覺時，會有較明顯的不適，但時好時壞，於是在開長途車後，引爆腰痛，迅速傳導到下肢，變成坐骨神經痛，聯絡到我的時候，大約是一個月之後。

這一個月的症狀變化，說起來實在沒有什麼特別之處，不過就是閃到腰之後，痠痛的起起伏伏，看不出有警告意味的病徵，但卻是如此嚴重的病情。如果真要說有什麼異常之處，就是朋友自述從高中到病發前，一共有五次嚴重閃到腰的發作歷史。但即使如此，這仍稱不上醫學上顯著的危險因子。

這個病例告訴我們，在面對腰痠背痛這類常見的症狀時，不要

掉以輕心，不論是醫療人員或是民眾，若平時已有長期腰痠背痛的現象，極可能已是潛在危險族群。平時肌肉僵硬、活動度不佳的人，也是潛在危險族群，另外，常常閃到腰，爬不起來的人，同樣也是潛在的危險族群。

前面提到，因為神經已經被重重地壓到，時間拖久了對病情非常不利，這時不宜用徒手治療的方式，原因一是，椎間盤突出太大，操作風險很高；原因二是，時間再拖下去，神經無法回復的風險也很高。這些都會是患者要親身承擔的風險，因此要為患者考量到這些，任何會耽誤時間的作法都需要謹慎評估。

最後以我自己的臨床經驗做個建議，如果因為某些工作或活動之後，腰部特別痠或是僵硬，二天內最好充分休息，不要再費力搬東西、抱小孩、擦地板、打麻將、久坐等，以降低脊椎健康惡化的機率。

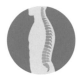

高科技業工程師
見怪不怪的脊椎問題

　　過去曾經接觸過不少國內知名科技公司的案子，為他們提供徒手保健專業人力的服務，因此吸收到許多寶貴經驗，發現工程師們的脊椎健康多半存在很多問題，而且問題還不小。

　　工程師的問題在於定力太強，「定」在座位上太久，結果就是脊椎僵硬、肌肉緊繃，因此，在病理上容易出現脊椎關節退化或椎間盤突出的問題。前面已經提過，駝背的姿勢是椎間盤突出的主要因素之一，除此之外，在這裡我還要介紹一下關節退化的問題。

　　一般人都知道一個概念，就是關節運動過多或是負荷過大，造成軟骨磨損時，關節就會退化。但很多人沒有想到的是，運動太少其實也會造成關節退化。脊椎若是很少活動，漸漸的就會出現慢性關節炎，進而退化。只不過，四肢的關節如果退化了，肉眼通常可以看得到關節變形的樣子，比方說阿嬤退化的膝蓋。然而脊椎的關節退化，因為是藏在軀幹內，所以肉眼看不到它的變形。而脊椎關節退化可能會出現一個可怕的結果，就是上下兩個關節之間，存在著一個孔道，稱之為神經孔，是神經根經過的地方，這個孔道的形狀是由上下關節共同形成的，當關節變形的時候，神經孔的形狀可能就會變得比較狹窄，因此神經就容易被壓迫到，而出現麻的感覺。

所以**坐著不動，脊椎照樣會退化！**

許多工程師的工作時間很長＝脊椎的工作時間很長＝脊椎僵硬的時間很長，他們表現得像是鋼鐵人一樣，不但工作意志如鋼鐵一般，連脊椎也像鋼鐵一般硬，而且在我們接觸過的案例中，還發現一個有趣的現象，就是年資越久、職務越高越嚴重。這與我們的治療方針背道而馳，因為脊椎越硬越難醫治。對於這種情況我所能提出的對策是：少工作、多運動。但很難辦到，不是嗎？可是如果做不到這一點，又如何能釜底抽薪解決問題呢？

以前有一位朋友，也是科技業知名公司的一員，位居一人之下（總裁）、萬人之上，但是他的工時很長，因為總裁很需要他，總裁沒下班，他也不敢下班。因此他幾乎每天晚上十點才離開公司，十一點回到家吃老婆煮的晚飯，凌晨十二點洗澡，半夜一點看電視，所以總笑他人生一點才開始，然後兩點上床睡覺，早上六點起床、吃早餐，七點出門上班……周而復始、日復一日。

某天，他開始感覺手麻，麻到沒有知覺，甚至嚴重到分不出滑鼠是按了一下還是兩下，一開始還以為是電腦中毒。他擔心地跟他老闆提起手麻的情形，想不到總裁說的話讓他更擔心：「手麻？還好吧！我都麻了好幾年了。」言下之意，就是這種情形不像是感冒那樣會自己痊癒。

不過，那一次我沒有幫他治療，因為我知道，他沒空；那一次，他也沒打算要治療，因為他知道，他沒空。

若有所「絲」
——脊椎病變的徵兆之一！

　　不知大家是否有過以下的經驗：老是感覺在身上、手上有頭髮掉下來，或像是沾到蜘蛛絲的感覺？如果長期都有這樣的情形，就要注意這可能是脊椎病變的徵兆之一。

　　脊椎在退化的過程中，可能會發生椎間盤突出或骨刺增生的情形，當椎間盤往後外側突出嚴重時，如果壓迫到神經根，就會出現一隻手痠痛、麻木、無力的症狀，但若是椎間盤或骨刺向後面中央突出嚴重的話，就有可能壓迫到脊髓。脊髓被壓迫是嚴重的事，常會出現四肢麻電、僵硬、無力的情形，但更可怕的是，病症的初期並沒有明顯的疼痛，只有在身上和四肢出現緊緊的、硬硬的、腫腫的和沾到蜘蛛絲的感覺，這時一般人不會覺得有什麼嚴重的，就不會去看醫師，因此造成病情持續發展。而且說回來，一般民眾這時也不會想到這是一種慢性退化的疾病，通常也不知道要看哪一科醫師。

　　一般來說，要到什麼時候才會想到要看醫師呢？多半是痛到不行，生活受到困擾的時候才會就醫，但這時候經常看錯科別，因為是疼痛的症狀，可能是背痛，可能是腰痛，可能是手痛，也可能是膝蓋痛，然後去復健科、骨科看診，等到兩手發麻或兩腳發麻，覺

得事態不妙，才會到大醫院檢查，然後才發現是脊髓壓迫。情況尚輕的患者，醫師可能會告知再觀察看看，病情嚴重的，醫師可能會判斷要動手術；對患者而言難以接受的是，自己並沒有感覺嚴重的症狀，怎麼給醫師一看診就說要開刀？所以在此要特別提醒讀者，如果平時有痠痠痛痛，或是無法形容的異樣感，而且長時間反覆出現，就要提高警覺，否則拖到不舒服實在受不了的時候，脊椎可能已經退化得很嚴重了。

若發生這類困擾的時候，不妨先找神經外科醫師做個檢查，記得先把自己平常出現的痠痛、緊繃、異樣等各種感覺寫在紙上，這樣臨場看醫師的時候，才不會忘記要怎麼描述自己的狀況。

當然，若有所「絲」的感覺也未必就一定是脊椎病變，也有可能是皮膚、姿勢、物理性壓迫等的原因所造成的，醫學上有特定的方法來區分，所以不需太驚慌，交由專業醫師來判斷，只要趁早發現問題，遇到需要處置的狀況時，能及早在輕症時就開始治療以及預防惡化。

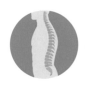

拍打神功發威，硬膜應聲破裂

　　曾經看過一則新聞報導，有位病患因接受拍打療法，結果拍到頸椎硬膜破裂，讓我心中感到萬般無奈。像這樣未經證實且任誰都可以隨意推廣的療法，然後搞出一堆問題，這種事件總是不斷地重複上演；而且竟然仍有很多人堅信不已，不願回歸正統醫療，該看醫師的看醫師，該治療的進行專業醫療。

　　任何嚴謹的醫療方法都應經過實驗、研究、統計證明有效，而且有評估的方法，決定使用的時機、適應症、禁忌症、治療方法、程序、施治部位以及注意事項等，如果**只強調某種療法的好處，對於有何副作用或風險卻不交代清楚，是屬於不負責任的作法**。這不是單一事件，而是一個值得注意的社會現象。尤其意外發生後，通常會推到患者自己拍太大力、做太多，或是沒遵守規定等，而推廣者卻永遠都沒事。

　　話說回來，頸椎硬膜是什麼東西呢？脊椎裡面最深層的神經是脊髓，脊髓外面包著一層軟膜，軟膜再外面一層就是硬膜，但硬膜與軟膜之間隔著腦脊髓液，而硬膜外面就是脊椎骨的內層。硬膜上面附著一層神經（sinuvertebral nerve），對痛覺非常敏感，在椎間盤突出或骨刺壓迫到硬膜的時候，會引起非常不舒服的疼痛，痛的傳導範圍包括頭部、頸部、肩部、膏肓、胸部等地方，疼痛強度可

達落枕般的痛楚，至於把硬膜弄破一個洞，那種不適，真是難以想像。

　　不論什麼拍、打、拉、敲、吃等各種方法，只能參考，當保健做做無妨，但絕對不要太大力，更千萬不能當作治療的方法，以免延誤病情或反遭其害。

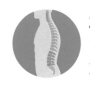

預防脊椎退化，多運動，少當沙發馬鈴薯

我常常開玩笑說：「沙發椅是我的好朋友。」為什麼呢？因為沙發椅會製造很多病人！沙發椅通常很軟、很深，坐下去後會讓人「深陷其中無法自拔」，就是椅子太軟，整個脊椎駝背在沙發裡，想站起來都會覺得吃力。這樣的姿勢似乎很放鬆，但實際上會帶給脊椎內部過多的壓力，容易造成椎間盤突出，而且還會一次坐壞兩個地方，讓頸椎和腰椎都會加速退化，不僅會引起頭痛、脖子痛、腰痠背痛，嚴重的話，還會出現坐骨神經痛或手麻、腳麻等症狀，絕不可輕忽。

生活中還有很多讓脊椎不知不覺老化的陷阱，例如：肩膀夾電話、美人托腮等，上班族趁著午休時趴在辦公桌前小睡片刻，也是很不利脊椎健康的姿勢。很多人知道這個道理後，都會想問說，那究竟可以做些什麼來預防脊椎退化呢？當然可以用做運動的方式來改善，這一點很重要，但是更重要的是，維持良好的姿勢，因為姿勢陪伴我們的時間最久，也最容易忽略。而做運動的好處是能幫助循環順暢，同時鍛鍊有力的肌肉，否則肌肉沒有力量，也很難把姿勢維持長久，所以兩者相輔相成非常重要。

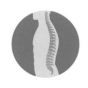# 脊椎傷害與健身運動

　　前陣子有一則新聞，「某位女士到健身中心健身，在教練的指導下使用健身器材做『划船』、『蹲舉』兩項運動，疑因超過負荷，六堂課下來雙手腕、雙手肘、雙腳踝陸續扭傷。」經台大醫院鑑定認為，健身造成的急性傷害短時間就能復原，而葉女的慢性疼痛和健身沒有因果關係。

　　健身造成的急性傷害，的確在短時間就能復原，但前提是獲得正確的醫療處置，這個沒有問題。但是健身和慢性疼痛沒有因果關係，就不一定了。而且大家有注意到了嗎？「雙手腕、雙手肘、雙腳踝」陸續扭傷，有沒有聯想到這像是什麼樣的脊椎病變？

　　過去有一些個案也有類似這樣的情形，本來沒事，平常也都有固定運動的習慣，有的上健身房，有的練瑜珈，卻在運動過程中突然發生嚴重的傷害，送到醫院後，一檢查赫然發現有椎間盤脫垂、骨刺增生，或是脊椎滑脫的症狀。是這些運動、健身、瑜珈傷害了他們的嗎？其實不是，而是之前有傷在身。如果以前曾經出過車禍、跌倒、震盪，不管與之前發生的時間隔了多久，還是有可能因為某些動作誘發症狀。

　　我就遇過很多類似的實例。有位女性，愛練瑜珈和各式舞蹈，也跳得很熟練，某一天在家自行做一個頸椎後仰的瑜伽動作時，只

聽得喀啦數聲，脖子痛到躺在地上爬不起來。送醫檢查後發現是因為過去曾搭過雲霄飛車，造成頸椎第一節滑脫，當時原以為痛個幾天便沒事了，卻在數年後，因一個瑜伽小動作又引起了症狀；她看遍大小醫院骨科、神經外科醫師都無能為力，經過密集的徒手治療一個月後，才穩住病情，現在又可以蹦蹦跳跳了。而另一位男士則是過去曾騎機車和小貨車對撞，造成椎間盤突出，當時也沒有頸椎的症狀，但過了約五年後，做運動的時候便開始反覆出現痠痛症狀。還有，另一位女性，原本沒有任何症狀，只因為一個脫毛衣的動作，脖子後仰發出喀啦一聲，當場痛得要命，於是開始逛醫院之旅。

還有好多好多因為運動而引發痠痛的例子，雖然經過徒手治療後好轉了，但話說回來，包含氣功操、有氧運動、國標舞、重量訓練等，這些運動都不好嗎？不是這些運動不好，而是運動者容易忽略自身原有的潛在危機，這些潛在的危險，包括椎間盤突出、骨刺增生、脊椎滑脫、椎孔狹窄、韌帶鬆脫、腰椎不穩定及很多運動傷害，必須靠醫療人員才能篩檢得出來，所以就連運動教練也未必能察覺。實際上，也不可能規定大家在做運動前，先做個肌肉骨骼系統的完整檢查，確認一切健康後才能開始做運動，因此，容易產生健康與運動之間的斷層。

運動或許不是造成傷害的原因，但卻可能是誘發痠痛發作的因素，當脊椎本身有問題的時候，有些運動會讓痠痛更為嚴重，比方說落枕的時候，如果去跑步或舉啞鈴的話，肯定會更加疼痛。腰椎椎間盤突出的時候，做下肢重量訓練也可能會使腰痛更劇烈，不適

當的運動會使原本就有問題的脊椎病變更突顯。但教練不是醫療人員，重點是把運動訓練的方法正確地傳達給民眾，有沒有潛在的肌肉骨骼問題，就要交給專業的醫療人員。而在各健身房沒有醫療人員如醫師或物理治療師的情況下，也只能提醒大家，如果脊椎曾經受過傷，最好先到醫院、物理治療所做檢查或評估諮詢，確定哪些動作能做，哪些不能做，再依此原則和教練溝通，讓自己在運動中可以獲得最好的保護。

為什麼常常腰痠背痛？

除了老生常談的姿勢不好、使用過度、方法不對之外，其實頸椎、腰椎的痠痛一直反反覆覆地發作，還有一個原因，這原因很少人提及，所以不管用什麼治療方法，腰痠背痛始終會再犯，唯有面對這個原因，才有辦法擬定最佳的對策。

這個原因就是，椎間盤的軟化。

椎間盤突出之前，椎間盤軟骨就已經先軟化了。椎間盤在退化的過程中，會脫水、乾裂，因而充滿許多裂縫。我們可以想像一下，一輛卡車的輪胎又硬又有彈性，但如果輪胎裡面都是裂縫，哪能撐得住卡車的重量？椎間盤軟化就像是如此，它已經不是原來年輕時的完整軟骨了，而是充滿裂縫、軟掉的材質，所以會開始變形、突出、脫垂，因此不論用牽引的方法、整椎的方法、按摩的方法，把椎間盤暫時給「喬」回去，但因椎間盤仍是軟化現象，所以它還是很有機會又「掉」出來。

那該怎麼辦呢？

第一、減重。如果體重過重，對於脊椎絕對是過大的壓力。

第二、核心肌群訓練。試想，兩層大樓之間夾著一層布丁，樓房必定會搖搖晃晃，脊椎也如此，進行脊椎穩定度訓練，可以訓練

脊椎旁邊深層的小肌肉，把脊椎穩定在正確的姿勢，減少脊椎不必要的晃動，以便降低椎間盤突出的發生。

第三、避免整脊。雖然大部分患者可以經由整椎技術改善症狀，但是椎間盤退化嚴重的人，反而要減少整脊的次數，因為整脊若操作不當，造成傷害不說，脊椎結構可能會變得更鬆散。

第四、定期保養。日常生活和工作難免都會有脊椎姿勢不良、使用過多的時候，這時就會開始在脊椎累積壓力，在疼痛發作之前，針對肌肉、關節使用舒緩性的保養手法，可以保持脊椎結構的健康。

要謹記一件事，隨著年齡的增加，椎間盤自然就會慢慢的退化，一旦被醫師診斷為椎間盤突出，這個椎間盤就是一個不夠健康的椎間盤，現在不痛不代表真的沒事，不管是行坐睡臥，都需要很用心地維護它的健康，才能減少復發、延緩退化。

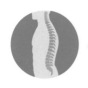 # 長期練瑜伽「硬拗」，使腰椎損壞

每一種運動都有利有弊，重要的是不能過量，以及動作要領必須是正確的。

在我行醫的經驗中，不少人是做一些大家都認為有益無害的運動，例如游泳、瑜伽和其他運動功法等，結果反而引發病痛的情況，這是什麼原因呢？不但民眾不清楚，就連許多運動老師也不知道。

很多人身上都潛伏著一些運動傷害或姿勢不良的後遺症，平常沒有症狀，容易被忽略，特別是平時少運動的民眾，筋骨通常也比較僵硬，在進行運動的時候就更須小心，以免引發脊椎的病症出來。舉一些簡單的例子：椎間盤突出的情況，不適合做身體往前屈的動作，以免椎間盤更進一步的突出，也不適合做腰部突然出力的訓練。而脊椎滑脫的患者，則不適合做骨盆往前傾的動作，這個動作會讓脊椎滑脫情形更加惡化。

所以建議大家如果要做有點激烈或難度的運動時，不妨先檢查身體狀況，在進行運動或功法的時候，有任何不舒服要趕緊向運動老師反應，調整運動項目，如果痠痛症狀維持幾天仍沒有消退的話，一定要趕快尋找物理治療師，評估肌肉骨骼的健康狀態是否有問題，討論哪些動作是否有傷害性。

總之一個原則，做運動完應該是通體舒暢、身體輕鬆的，如果越練越不舒服，就得注意運動的動作適不適合自己身體的狀況了。

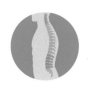

晨僵現象不可輕忽，要及早檢查

常有患者告訴我，早晨起床感覺筋骨特別僵硬，或是頸椎、腰椎有點痠痛，不過還好，起床後活動活動，就會漸漸減輕了，因此覺得不需要擔心。但事實並非如此，所謂的晨僵現象（morning stiffness），通常表示有關節或肌肉的病變在發展，雖然尚在初期階段，但若置之不理，可能會有更嚴重的問題產生。

晨僵現象的起因有幾個，先談肌肉、韌帶等軟組織方面的因素。當有人因為運動傷害、職業傷害或用力不當等因素而受傷時，軟組織會發炎，如果情況輕微呈現慢性發炎的話，平時可能只會感覺到輕微痠痛。但夜晚入睡後，身體的血液循環比較緩慢，肌肉等軟組織裡頭發炎物質難以被代謝，營養和氧氣也不能輸送到需要修補的組織，經過一個晚上的時間，發炎物質已沉積很多。到了早上起床時，就會感覺到筋好緊、關節僵硬，或是痠痛的感覺，起床活動一下之後，因血液循環恢復正常，有能力把發炎物質和廢物從組織中帶走，症狀自然就會減輕或是消失，直到晚上入睡時，情況又會再度重演一次。

另一種原因是椎間盤突出所造成的。白天保持直立姿勢時，椎間盤的水分會稍微因為壓力而往外擴散出去，因此變小一點，到晚上睡覺時，水分則會因為壓力解除而滲透回椎間盤，使椎間盤擴大，

所以人在測量身高時，早上會比較高，晚上會比較矮，就是這個緣故。如果椎間盤平時已開始退化，往後面突出了一點點，也許平常沒有什麼不舒服，但到了晚上椎間盤開始充水變大，直到早上椎間盤最大的時候，有人會因此，使得椎間盤觸碰到神經，而出現僵緊痠痛等的症狀，但通常起床活動或上班約一至二小時以後就改善了。

所以，有晨僵現象，要趕快檢查，不能當作是一般的疲勞來看待，也不要當作是老化而許可它的存在，只要及早處理，大部分都可以獲得很好的效果。建議盡快請相關醫師檢查，如果不是僵直性脊椎炎或是類風溼性關節炎等嚴重病情的話，檢查完後可請各醫療院所的物理治療師幫忙做仔細的評估，針對有問題的部分做細部矯治，便可以保持筋骨健康。

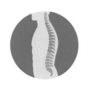 # 不痛就代表好了嗎？

　　許多人以為不痛，就代表痊癒了。其實不然，我們先簡單了解一下止痛的理論。當疼痛出現時，疼痛訊號會先進入脊髓內的一個稱為「閘門」的結構，其他感覺訊號也會進入這個「閘門」，由它來決定訊號往上傳到大腦的順序。只有在疼痛訊號傳到大腦的時候，才會感覺到疼痛，如果因為一些因素使得疼痛訊號無法傳遞到大腦時，我們就不會有疼痛的感覺。

　　醫學上發現，如果用其他的訊號去「灌爆」這個閘門，就會把痛覺留在閘門外，如同塞車的情況，使得遠在天邊的大腦沒有收到痛覺訊號，我們自然就不會產生痛覺。平常我們也常常利用這種現象，比方說腳踢到石頭的時候，會立刻把腳抱起來「呼呼」，就會覺得比較不痛，這是利用觸覺來干擾痛覺的例子；手敲到東西的時候，會痛到不停的甩手，就是利用本體覺和動作覺來干擾痛覺。我是很有實驗精神的，所以我曾試過，不小心敲到手的時候，刻意忍住不甩手，也不做任何動作，果然真的痛好久哦！如果各位也很有實驗精神，有機會不妨也試試看。

　　經由敘述，那麼不痛是不是就代表沒問題了呢？當然不是，大家都知道吃止痛藥只是止痛，不是治療。止痛藥是醫藥上止痛的一種方法，針灸也有非常好的止痛效果，還有很多種方法可以止痛，

其實各種干擾疼痛訊號的方法都已運用得非常廣泛，包括涼涼的藥膏，是用「涼」的感覺快速鎮痛，按摩棒、拍打、按摩、電療等，都是分別應用震動、觸覺、電訊號的方法來達到止痛效果。

那問題又來了，要如何知道某個處置到底是止痛還是治療呢？

很抱歉，只有操作的那個人才會知道這個祕密。其實敲、打、壓、拍、揉、按、冰、熱、電、震等是止痛，也可能是治療，確切來說，經過檢查、確定病因、治療病灶，才算是治療，如果不知道病因，不管用了多少種方法，也許可以僥倖止痛，但如果止痛效果一過，很快又會再次發病，那是因為根本沒有好過。

對專業人員來說，治療前與治療後都要用同一套評估方法來確認徵狀（sign）有沒有改善，而不能只是問病患的疼痛有沒有改善。對民眾而言，只能奉勸尋找有國家執照的醫療人員，畢竟受過嚴格訓練（醫學院考進去很難，完成畢業也不容易），經過考試篩選（執照考錄取率低），專業正確、思路清晰，才會比較有保障。

在治療的過程中，疼痛或刺麻的減少，只是觀察進步與否的一個指標，治療師真正在觀察的是更深層的東西，比如說肌肉柔軟了沒？關節鬆開了沒？位置正確了沒……等，這些結構上的改變越完整，病情才能復原得澈底。通常患者在療程中，很容易因症狀改善之後，就開始掉以輕心，覺得自己好多了，而這時候病患也最容易犯三種錯誤，導致病情復發：

1. 開始恢復懶骨頭姿勢，以為不痛了，不麻了，終於又可以再躺

在沙發上舒服的看電視、在床上慵懶的看書、翹腿打電動⋯⋯結果沒兩下又復發。

2. 開始做家事、運動、玩樂、開車、熬夜、打麻將等，重複病發之前導致發病的活動，所以很快就撐不住了。

3. 停止治療，不痛不麻就以為痊癒了，既然痊癒幹嘛還做治療？所以停止療程，之後的確也可以撐一陣子，但畢竟還是沒有完全治癒，按照個人不同的病情，在不同的時間點可能又會再度復發。

　物理治療師在治療中，主要就是讓組織癒合，結構正常。其檢測的方式除了以理學檢查的方法確認之外，接著就是物理治療師的觸診，用手摸出肌肉的彈性、肌肉的紋理、筋膜的走向、神經的張力、關節活動度和關節的位置等，當這些結構都正常之後，第一階段的療程才算是初步告一段落，這時主要是症狀的控制；第二階段是症狀的穩定，除了調整徒手技術的內容外，通常還需要物理治療師給予運動處方，讓患者的結構穩定，病情跟著穩定，自然不容易復發。

　一般來說，病患通常在第一階段還沒做完就回家休息了，原因是「自認為好了」，所謂不痛不麻謂之好的「好」，經過前面的介紹可以知道，患者自覺的好，不見得是真正好了。我有時會和其他治療師開玩笑說，我從來沒真正治好過病人，因為病人「好了」就不做治療了，以我的要求標準來看，那些結構都還不夠好，但是我

也沒有機會發揮，總不能硬逼著人家要做到我自己的標準吧！等到下次再看到同一位患者的時候，通常是復發的時候……

　　話說回來，這就是人們自然的習性，比方感冒，燒退、鼻不塞就不吃藥了，繼續熬夜、吹風、淋雨、忙碌，完全不考慮增強抵抗力這回事，直到再中感冒，再看醫師。又如牙痛，拔牙的當下或許下定決心一天刷三次牙、使用漱口水、定期洗牙等，事實上過了 2 天就忘了，等到下次牙痛的時候，才又再下定決心要好好照顧其他還健在的牙齒……或許這就是醫學界一直苦口婆心做衛教的原因。物理治療師也只能苦口婆心把衛教做好，只要患者能聽進幾句，做到幾點，就深感欣慰，希望他們有機會減少復發可能。

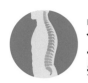

容易與椎間盤突出混淆難辨的腰椎滑脫

除了椎間盤突出、肌肉筋膜炎之外，另一種造成背部疼痛的原因，也可能是腰椎滑脫。腰椎滑脫通常是由於椎體退化、脊椎關節鬆弛、外力撞擊等因素，而造成上下椎體間的前後位移，特別容易好發於腰椎活動角度最大的第四、第五節部位，像是以不當的姿勢搬重物時，加上核心肌群力量不足，就可能造成腰椎滑脫；也有人是天生骨頭結構比較弱，一個不小心的摔傷意外，就造成骨頭斷裂。而且有些人即使椎體斷裂也不會感到疼痛，或是僅有輕微的痠痛感，因為症狀和椎間盤突出很相近，因此特別容易造成病情的忽略和延誤。

曾經有一個病患，來就診時告訴我，他有椎間盤突出的問題，之前也在別家醫院進行過幾次牽引治療，但似乎越治療病況越嚴重，本來腰部只有輕微的痠痛感，但後來嚴重到一動就痛，我建議他先做一次 X 光檢查，結果發現他的症狀並非只有椎間盤突出，而是腰椎滑脫，由於這兩種問題的治療方向完全相反，尤其腰椎滑脫如果再進行牽引或整脊，容易讓椎體滑脫、斷裂問題更加嚴重，通常會建議進行開刀固定，所以那位病患才會越治療越嚴重。

針對腰椎滑脫的預防方式，其實就是運動，而腰椎滑脫患者在發炎情況緩解後，也應該**做一些訓練核心肌群運動，來幫助脊椎的穩定性。**

哪有椎間盤突出那麼嚴重？

　　很多病患來就診時，都會主動告訴我他自己對疾病的診斷結果，像是最常聽到病患說自己是肌肉拉傷，但一問症狀發生了多久時間，居然答案是：「斷斷續續、時好時壞已經好幾個月了！」正常的肌肉拉傷復原期，通常是一、兩個禮拜的時間，很嚴重的肌肉拉傷，最多也是一、兩個月就能痊癒，但如果是反反覆覆且長期發生，就該考慮是其他的問題。

　　就有一位相當鐵口直斷的中年患者來看診，他告訴我自己起初是腰部肌肉拉傷，不久後病況更加嚴重，疼痛逐漸蔓延到臀部，他認為自己更倒楣的是，後來就連小腿也不小心扭傷了，所以現在他身上有多處的肌肉拉傷問題。

　　但經過檢查過之後，我告訴那位患者，他的所有疼痛問題，其實都跟他的腰部椎間盤突出有關，想不到他聽了直搖頭，說自己病況沒有那麼嚴重，否則疼痛狀況怎麼會只要休息就會好，還強調一定是最近工作太累，才會同時拉傷腰部和小腿。

　　我耐心向他解釋各種椎間盤突出的症狀，確實與他的問題都一樣，但當做出腰椎特定的扭轉檢查動作時，他的小腿出現了疼痛的感覺，這才終於讓那位病患了解的確是腰椎問題引起的腿痛。

　　我也曾遇過病患認定自己是僵直性脊椎炎、退化性關節炎⋯⋯還自己當醫師「自療」了好長的時間都無效後，才決定前來就診。我覺得病患對於自己的病況掌握得越清楚，是件很值得鼓勵的事，但同時也希望病患保持客觀、相信專業的心態，和醫師、治療人員建立起良好的溝通與信賴機制，才能獲得最有效、正確的治療。

國家圖書館出版品預行編目資料

徒手治療椎間盤突出：不開刀的預防、保健與物理治療的方法 / 張光祖，郭惠雯合著.
-- 初版. -- 臺中市：晨星出版有限公司，2022.02
面；　公分. --（健康百科；55）

ISBN 978-626-320-063-0（平裝）

1.CST: 腰椎間盤突出症 2.CST: 保健常識 3.CST: 健康法

415.93　　　　　　　　　　　　　　　110022324

健康百科 55

徒手治療
椎間盤突出
不開刀的預防、保健與物理治療的方法

可至線上填回函！

作者	張光祖 & 郭惠雯 合著
主編	莊雅琦
編輯	何錦雲
美術編輯	曾麗香
校對	何錦雲、郭惠雯
封面設計	王大可、曾麗香

創辦人	陳銘民
發行所	晨星出版有限公司
	台中市407工業區30路1號
	TEL：04-23595820　FAX：04-23550581
	E-mail：service@morningstar.com.tw
	行政院新聞局版台業字第2500號
法律顧問	陳思成律師
初版	西元2022年02月01日
再版	西元2022年08月25日（二刷）

讀者服務專線	TEL：02-23672044 / 04-23595819#212
	FAX：02-23635741 / 04-23595493
	E-mail：service@morningstar.com.tw
網路書店	http：//www.morningstar.com.tw
郵政劃撥	15060393（知己圖書股份有限公司）
印刷	上好印刷股份有限公司

定價 350 元
ISBN 978-626-320-063-0

Published by Morning Star Publshing Inc.
Printed in Taiwan
All rights reserved.

（缺頁或破損的書，請寄回更換）
版權所有，翻印必究